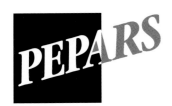

【ペパーズ】
編集企画にあたって

JN115582

　再生医療とは，機能障害や機能不全に陥った生体組織・臓器に対して，細胞や人工的な材料を積極的に利用して，損なわれた機能の再生を図るものです．これまで治療法のなかったケガや病気に対して，新しい医療をもたらす可能性があります．再生医療は，これまで有効な治療法のなかった疾患の治療ができるようになるなど，期待が高い一方，新しい医療であることから，安全性を確保しつつ適切に提供する必要があります．

　その再生医療のひとつ，多血小板血漿(platelet rich plasma；PRP)を用いた治療は，採血された全血を遠心分離することにより血小板を濃縮して作成し，血小板内に内包される多数の増殖因子(サイトカイン)を放出させ，自己由来のサイトカインを局所で作用させる治療法です．血小板が活性化されると，そのα顆粒からPDGFをはじめとする増殖因子が放出され，協奏的に働き，創傷治癒が促進されると考えられています．

　PRPは，最初は歯科口腔外科分野で骨再生を目的として開発され治療に用いられていましたが，現在，形成外科分野では糖尿病性あるいは慢性閉塞性動脈硬化症や静脈鬱滞性下肢潰瘍，褥瘡などの慢性潰瘍を代表とする皮膚軟部組織の創傷治癒に対して用いられ，美容外科分野では顔や手の皺やクマなどの治療，毛髪再生などの抗加齢医療にも広く用いられています．その他，整形外科分野でもスポーツ整形の分野で盛んに行われ，有効性が認められつつあります．

　PRPを用いた治療は自己由来であるため再生医療の中では比較的安全性が高く，採血は患者負担も少なく，作成は簡便であり，何回も繰り返して行うことのできる治療法です．これらが正しく理解されて適切な応用が進むと，種々の病態や難治性疾患が改善し，治癒に導かれ，社会的意義も大きいと考えています．

　今回は，「多血小板血漿(PRP)の上手な使い方」の特集として，PRPを用いて治療を行っている各分野のトップランナーの先生方にお願いし，その効果的な臨床上の使用方法や注意点，その合併症の紹介や使用上のガイドラインの紹介などをご執筆頂きました．本企画で少しでも多くの方々にPRPに関心を寄せて理解を深めて頂き，様々な病態治療の主力あるいは一法として役立てて頂けますことを，著者一同と共に心から願っております．

2023年11月

覚道奈津子

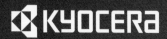

Condensía®

for PRP Therapy

Versatile

白血球量の調整が可能です。

Approved

高度管理医療機器(クラスⅢ)の
国内生産製品です。

Universal

市販の遠心分離機をご使用
いただけます。

販売名　Condensiaシステム
[医療機器承認番号:30100BZX00223000]
Condensia システム
300100BZX00223000
血液成分分離キット　高度管理医療機器

京セラ株式会社　メディカル事業部

https://www.kyocera.co.jp/prdct/medical/index.html

本 社
京都市伏見区竹田鳥羽殿町6番地　〒612-8501

東京事業所
東京都港区三田三3丁目5番19号
住友不動産東京三田ガーデンタワー(受付23階)　〒108-8316
Tel:03-6364-5563　Fax:03-6364-5561

Condensiaのwebページにて
使用方法の動画をご覧いただけます。
https://www.kyocera.co.jp/prdct/
medical/condensia/index.html

WRITERS FILE

ライターズファイル（五十音順）

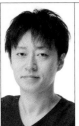

朝日林太郎
（あさひ　りんたろう）
2009年　三重大学卒業
2011年　日本医科大学形成外科入局
2020年　自治医科大学大学院修了
2020年　日本医科大学顔と心と体の美容医学講座（社会連携講座），講師　自治医科大学形成外科，非常勤講師（兼任）

楠本　健司
（くすもと　けんじ）
1980年　鳥取大学卒業　京都大学形成外科入局
1982年　同大学口腔外科，助手
1988年　同大学形成外科，助手
1990年　関西医科大学形成外科学講座，講師
1997年　同，助教授
2006年　同，教授
2021年　同大学，名誉教授　くすもと形成外科クリニック，院長

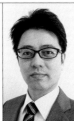

光井　俊人
（みつい　としひと）
2004年　関西医科大学卒業　同大学卒後臨床研修センター，研修医
2006年　同大学形成外科学講座入局　同大学附属滝井病院形成外科
2008年　高槻赤十字病院形成外科
2010年　岡山大学病院形成外科
2012年　関西医科大学附属病院形成外科，助教
2020年　医誠会病院形成・美容外科
2021年　関西医科大学附属病院形成外科，診療講師

新井　規仁
（あらい　のりひと）
2010年　筑波大学卒業
2012年　同大学整形外科入局
2019年　同，助教
2021年　筑波記念病院整形外科

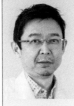

小林　眞司
（こばやし　しんじ）
1991年　山形大学医学部卒業
1993年　横浜市立大学医学部附属病院形成外科
1997年　神奈川県立こども医療センター形成外科
2000年　同，科長
2010年　同，部長

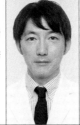

柳下　幹男
（やぎした　みきお）
2007年　金沢医科大学卒業
2009年　同大学形成外科入局
2013年　厚生連高岡病院形成外科
2019年　四谷メディカルキューブ手の外科・マイクロサージャリーセンター
2021年　金沢医科大学形成外科，助教
2023年　同，講師

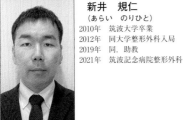

大浦　紀彦
（おおうら　のりひこ）
1990年　日本大学卒業　東京大学麻酔科入局
1993年　同大学形成外科入局
2003年　同大学形成外科修了　埼玉医科大学形成外科，講師
2005年　杏林大学救急医学，講師／熱傷センター，副センター長
2008年　同大学形成外科，講師
2011年　同，准教授
2013年　同大学保健学部看護学科病態学／同大学形成外科兼担教授
2016年　同大学形成外科，教授

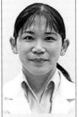

瀧川　恵美
（たきかわ　めぐみ）
2001年　防衛医科大学校卒業　同大学校形成外科入局　自衛隊関連病院勤務
2012年　同大学校医学研究科修了　自衛隊関連病院勤務
2014年　自衛隊退職　新東京病院形成外科・美容外科

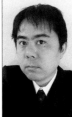

渡邊　英孝
（わたなべ　ひでたか）
2003年　佐賀医科大学卒業　同大学医学部附属病院，外科系研修医
2005年　佐賀大学医学部附属病院形成外科入局
2006年　昭和大学病院形成外科，医員
2008年　太田綜合病院附属太田西ノ内病院形成外科，医師
2009年　熊本赤十字病院形成外科，医師
2014年　佐賀大学大学院医学系研究科分子生命科学講座分子遺伝学・エピジェネティクス分野
2018年　同大学医学部附属病院形成外科，助教

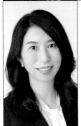

覚道奈津子
（かくどう　なつこ）
2002年　関西医科大学卒業
2003年　高槻赤十字病院形成外科
2004年　関西医科大学大学院形成外科学入学
2007年　英国King's College London, St Thomas' Hospital形成外科留学
2008年　関西医科大学大学院形成外科学修了　同大学形成外科学講座，助教
2016年　同，講師
2019年　同，准教授
2021年　同，主任教授

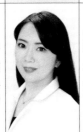

田中　里佳
（たなか　りか）
2002年　東海大学卒業
2004年　同大学形成外科入局
2006年　米国ニューヨーク大学形成外科学教室留学
2011年　順天堂大学医学部形成外科学講座，助教
2017年　同大学，先任准教授
2020年　同大学大学院再生医学，主任教授／医学部形成外科学講座，教授，順天堂医院足の疾患センター，センター長

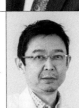
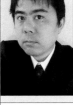

CONTENTS

多血小板血漿(PRP)の上手な使い方

編集／関西医科大学 教授　覚道奈津子

◆編集顧問／栗原邦弘　百束比古　光嶋　勲
◆編集主幹／上田晃一　大慈弥裕之　小川　令

【ペパーズ】
PEPARS No.204/2023.12◆目次

「PEPARS®」とは Perspective Essential Plastic
Aesthetic Reconstructive Surgery の頭文字よ
り構成される造語．

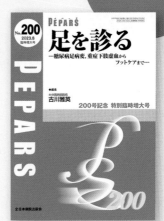

全日本病院出版会　〒113-0033 東京都文京区本郷 3-16-4　Tel：03-5689-5989
　　　　　　　　　　　http://www.zenniti.com　　　　　　　　　Fax：03-5689-8030

KEY
WORDS
INDEX

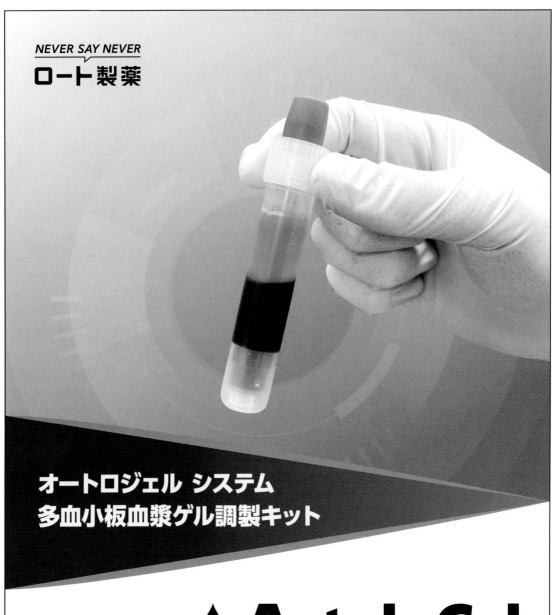

NEVER SAY NEVER
ロート製薬

オートロジェル システム
多血小板血漿ゲル調製キット

AutoloGel
SYSTEM

販売名	：	オートロジェル システム
一般的名称	：	多血小板血漿ゲル調製キット
医療機器承認番号	：	30400BZX00273000
クラス分類	：	高度管理医療機器(クラスⅢ)

ロート製薬株式会社

■本社／〒544-8666 大阪市生野区巽西1丁目8番1号
■製品に関するお問い合わせ　TEL：0120-610-181

PEPARS　No.204：1-12，2023

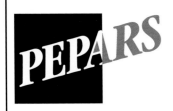

◆特集／多血小板血漿(PRP)の上手な使い方

糖尿病性足潰瘍に対する PRP ゲルの有効性
—多施設臨床試験より—

大浦紀彦[*1]　木村　中[*2]　安藤　弘[*3]　杠　俊介[*4]　古川雅英[*5]
東田隆治[*6]　綾部　忍[*7]　辻　依子[*8]　藤井美樹[*9]　寺部雄太[*10]
匂坂正信[*11]　岩科裕己[*12]　中西　新[*13]　佐々木　茂[*14]　長谷川敏男[*15]
河内　司[*16]　久道勝也[*17]

Key Words：多血小板血漿(platelet rich plasma；PRP)，糖尿病性足潰瘍(diabetic foot ulcer)，創傷治癒(wound healing)

Abstract　【目　的】　4週間以上の既存治療が奏効しない糖尿病性足潰瘍患者を対象として，TKKT01で調製した自家多血小板血漿(platelet-rich plasma；PRP)ゲルによる治療の有効性・安全性を評価すること．

【方　法】　本臨床試験は，非盲検，単群，多施設共同試験として15施設で実施した．既存治療が奏効しない糖尿病性足潰瘍患者に対して，TKKT01で調製したPRPゲル治療を最大8週間(2回塗布/週)行った．主要評価項目は創傷半径縮小率が50%以上の症例の割合とし，達成基準は60%以上とした．副次評価項目は創傷面積縮小率，創傷体積縮小率，創傷閉鎖(二次治癒)および比較的簡単な手術手技(植皮・縫合など)で創傷閉鎖可能と判定されるまでの期間などを評価した．

【結　果】　54例が本試験に登録され，主要評価項目の創半径縮小率が50%以上となった症例(有効例)の割合は，80.9%(95%信頼区間[66.7, 90.9])であり，達成基準の60%を上回った．副次評価項目の創傷面積縮小率は72.8%±101.3%，創傷体積縮小率は92.7%±17.3%であった．また，PRPゲル治療により創傷閉鎖(二次治癒)，比較的簡単な手術手技(植皮・縫合など)で創傷閉鎖可能と判定される期間の中央値はそれぞれ57日，43日であった．最終評価時には27例(57.4%)が創傷閉鎖(二次治癒)と判定された．また，安全性に懸念となる事象は認められなかった．

【結　論】　本試験によって糖尿病性足潰瘍患者におけるTKKT01によるPRPゲルの安全性と治療有効性が示された．

*1 Norihiko OHURA，杏林大学形成外科，教授
*2 Chu KIMURA，函館中央病院形成外科，診療部長
*3 Hiroshi ANDO，春日部中央総合病院下肢救済センター，センター長
*4 Shunsuke YUZURIHA，信州大学形成外科，教授
*5 Masahide FURUKAWA，大分岡病院，院長
*6 Ryuji HIGASHITA，横浜総合病院心臓血管外科，部長
*7 Shinobu AYABE，八尾徳洲会総合病院形成外科，部長
*8 Yoriko TSUJI，新須磨病院形成外科(現在：神戸大学形成外科分野足病医学部門，特命教授)
*9 Miki FUJII，北播磨総合医療センター形成外科(現在：順天堂大学形成外科，准教授)
*10 Yuta TERABE，東京西徳洲会病院形成外科(現在：春日部中央総合病院下肢救済センター，副センター長)
*11 Masanobu SAKISAKA，静岡済生会総合病院形成外科(現在：サキサカ病院形成外科・美容外科)
*12 Yuki IWASHINA，杏林大学形成外科，助教
*13 Arata NAKANISHI，生駒市立病院形成外科(現在：なかにし形成外科クリニック，院長)
*14 Shigeru SASAKI，JCHO仙台病院血管外科，主任部長
*15 Toshio HASEGAWA，順天堂大学医学部附属静岡病院皮膚・アレルギー科，教授
*16 Tsukasa KAWAUCHI，東名厚木病院・とうめい厚木クリニック形成外科
*17 Katsuya HISAMICHI，下北沢病院，理事長

背　景

糖尿病患者は世界的に増加傾向であり，糖尿病の合併症の1つである糖尿病性足潰瘍も増加している[1)2)]．糖尿病性足潰瘍は，代表的な難治性創傷の1つであり，生命予後にも重要な影響を与える[1)3)]．糖尿病性足潰瘍の原因には，末梢動脈疾患(peripheral arterial disease；PAD)による血流低下，糖尿病性神経障害による機械的ストレス・外傷がある[3)4)]．糖尿病性足潰瘍が悪化すると感染を起こし治療に難渋する[4)~6)]．糖尿病性足潰瘍は，再発率も高く，治癒後1年および3年の再発率がそれぞれ30.6%および64.4%と報告されている[6)]．さらに糖尿病性足潰瘍は増悪を認めて切断した場合，小切断後1年および4年の死亡率はそれぞれ18.0%および45.0%，大切断後1年および4年の死亡率はそれぞれ33.0%および65.0%と高値である[7)]．また，糖尿病性足病変患者の死亡率は，糖尿病性足潰瘍のない患者と比較して約2倍高い[1)]．したがって糖尿病性足潰瘍の早期からの適切な治療介入が必須である．

難治性創傷の治療では TIME コンセプトに基づく WBP(wound bed preparation)が世界的な標準治療として推奨されている．TIME は創傷治癒阻害要因を Tissue(壊死組織)，Inflammation/infection(炎症/感染)，Moisture imbalance(浸潤環境の調整)，Edge of wound(創辺縁の管理)の観点から治療を行う概念である．2019年にはこの TIME がアップデートされ，Repair/regeneration(修復・再生)と Social factors(社会的要因)を加えた TIMERS が提唱された[8)]．Repair/regeneration(修復・再生)は，適切な感染管理，免荷，血行再建を含む標準的な創傷治療と並行して，高度な治療法をどのように使うべきかを明らかにするものであり，この中で PRP(platelet-rich plasma)治療は推奨治療の1つに位置付けられている[8)]．

PRP は，血液を遠心分離して得られる血小板を豊富に含んだ血漿である．血小板には α 顆粒と呼ばれる顆粒状構造物があり，その中には PDGF(platelet derived growth factor)，TGF-β(transforming growth factor)，VEGF(vascular endothelial growth factor)，EGF(epidermal growth factor)などの創傷治癒を促進させる増殖因子が含まれている[9)10)]．血小板が活性化すると，α 顆粒からこれらの増殖因子が放出され，協奏的に働くことで創傷治癒を促進する．創傷治癒過程の4期それぞれにおいて増殖因子が様々な役割を担っていて[10)]，PRP は，それぞれの創傷治癒過程に作用すると考えられる．PRP 療法の臨床応用では，PRP にトロンビン，カルシウムなどを加え血小板を活性化させることで増殖因子の放出を促し，他の再生療法と同様に組織再生や創傷治癒を促進する．また，PRP は自己血より作られるため，感染や拒絶反応の危険が少ない．

本臨床試験の目的

今回の臨床試験に使用した Aurix system の特徴は，生理的な血小板濃度を有する PRP(×1.3倍)を調製し，この PRP にトロンビン，カルシウムなどを混合することで，創傷治療に適した活性化した PRP ゲルを調製できる点である[11)~13)]．米国では，Aurix system による PRP ゲル治療は，糖尿病性足潰瘍患者を対象とした二重盲検ランダム化比較試験で，その有効性および安全性が報告されており[11)]，下腿潰瘍，褥瘡，糖尿病性足潰瘍などの創傷に適応がある．このような背景を踏まえて，今回，糖尿病性足潰瘍患者への Aurix system による PRP ゲル治療(開発コード：TKKT01)の有効性および安全性を確認するため，臨床試験を行った．

方　法

1．試験デザイン

本臨床試験は，非盲検，単群，多施設共同試験として，既存治療が奏効しない糖尿病性足潰瘍患者を対象として，TKKT01で調製した PRP ゲルの有効性および安全性を検討することを目的に実施した．本試験は，医薬品医療機器総合機構(Pharmaceuticals and Medical Devices Agency；PMDA)

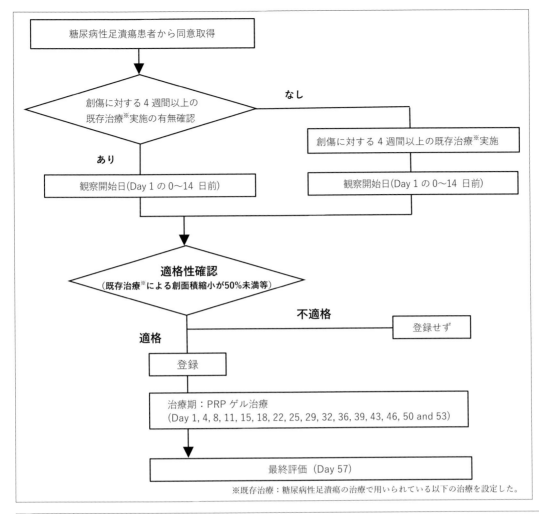

医薬品	トラフェルミン(basic FGF)、アルプロスタジルアルファデクス、ブクラデシンナトリウム、幼牛血液抽出物、トレチノイントコフェリル、精製白糖・ポビドンヨード、リゾチーム塩酸塩、ヨウ素、ジメチルイソプロピルアズレン、酸化亜鉛、カデキソマー・ヨウ素、スルファジアジン銀、デキストラノマー、ブロメライン、ポビドンヨード、ヨードホルム、フラジオマイシン硫酸塩・結晶トリプシン、アルクロキサ
創傷被覆材	ポリウレタンフィルム、ハイドロコロイド、ハイドロジェル、ポリウレタンフォーム、親水性ファイバー、親水性メンブラン、親水性フォーム、高分子ポリマー、非固着成分コートガーゼ

図 1. 試験フロー

とアカデミアが合同で作成した「難治性創傷治療機器の臨床評価に関する評価指標」[14]に準拠して計画された．本試験は，各医療機関の治験審査委員会で承認を得た上で，2019 年 1 月～12 月に 15施設で実施した．対象患者は，2 回/週 PRP ゲル治療を行い，完全な創傷の閉鎖または 8 週(57 日目)まで治療が行われた(図1)．なお，本試験は，GCP およびヘルシンキ宣言に基づく倫理原則に従い実施された．

2．対象患者

本試験は，4 週間以上の既存治療を行っても創傷面積縮小傾向を認めない(創傷面積縮小率＜50%)糖尿病性足潰瘍患者を対象とした．主な選択基準は，① 年齢が 20 歳以上，② HbA1c が 10%以下，③ 4 週間以上の既存治療で奏効しない糖尿病性足潰瘍(長径×短径の創傷面積：1～25 cm²，深さ：0.2～1.5 cm)，④ 感染が制御されている，⑤ ポケット形成や瘻孔がない，⑥ 皮膚灌流圧；SPP(skin perfusion pressure)値が 40 mmHg 以上

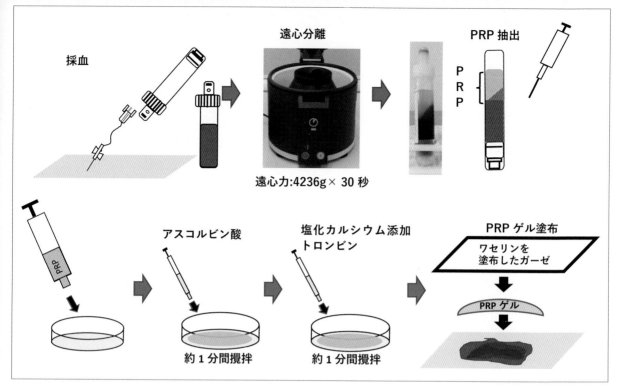

採血

遠心分離

PRP 抽出

遠心力:4236g× 30 秒

アスコルビン酸

塩化カルシウム添加
トロンビン

PRP ゲル塗布

ワセリンを
塗布したガーゼ

PRP ゲル

約 1 分間攪拌

約 1 分間攪拌

図 2. PRP ゲルの調製方法

とした．また，主な除外基準は，① 重篤疾患の合併，② 免疫不全症，各種の血小板異常，悪性腫瘍，膠原病，各種の血液疾患の合併，③ ウシ由来の成分（トロンビン，フィブリノリジン，幼牛血液抽出物など）に対する過敏症，④ 骨髄炎の合併，⑤ 壊疽の合併，⑥ 適切な免荷が実施できない，⑦ 30 日以内に血行再建術の実施，⑧ 臨床検査値異常（血清アルブミン 2.5 g/dL 未満，血小板数 10 万/μL 未満，ヘモグロビン 8.5 g/dL 未満）とした．

3．PRP ゲルの調製および PRP ゲルの創傷への適応

TKKT01 は遠心機，採血キット（採血管，採血針），試薬（塩化カルシウム，トロンビン，アスコルビン酸）から構成される．採血管には抗凝固剤として ACD-A（クエン酸ナトリウム水和物，クエン酸水和物，グルコース）が含まれている．採血量は創傷面積が 12.5 cm² 未満は約 5 mL，12.5〜25 cm² は約 10 mL とした．採取した血液は，遠心分離（4,236 g×30 秒）を 1 回行い，PRP を分取した．

この PRP にアスコルビン酸および塩化カルシウム添加トロンビンを混合し，PRP ゲルを調製した．PRP ゲルは対象創傷に塗布し，ワセリンを塗布したガーゼでドレッシングを行った（図 2）．PRP ゲルは，最低 24 時間は患部に塗布することとし，24 時間塗布以降は，PRP ゲルの除去およびガーゼの交換は可能とした．また，PRP ゲルを 24 時間塗布以降に除去した場合，次の PRP ゲル塗布までは，PRP ゲル治療の開始前に行っていた既存治療を行うことは可とした（トラフェルミンを除く）．また，PRP ゲル治療の開始以降は，対象創傷への有効性評価に影響を及ぼす他治療の併用は禁止した．

4．評価項目

A．主要評価項目

最終評価時の創半径縮小率が 50％以上となった症例（有効例）の割合とし，達成基準は有効例の割合が 60％以上と設定した．

- 創半径：〔対象創部位の面積※／対象創部位の創周囲長※〕×2

　創半径縮小率(%)：〔(Day 1 の創半径－最終評価時の創半径)／Day 1 の創半径〕×100

※対象創部位の面積および創周囲長は，創傷をトレースしたフィルム[15]から Image-J[16]を用いて解析した．

B．副次評価項目
1）創傷面積縮小率
- 創傷面積縮小率(%)：

〔(Day 1 の創傷面積－最終評価時の創傷面積)／Day 1 の創傷面積〕×100

2）創傷体積縮小率
- 創傷体積：対象創部位の面積※×深さ
- 創傷体積縮小率(%)：

〔(Day 1 の創傷体積－最終評価時の創傷体積)／Day 1 の創傷体積〕×100

3）創傷スコア
- 対象創部位の DESIGN-R[17]を参考に滲出液，炎症・感染，肉芽組織，壊死組織を評価

4）二次治癒または比較的簡単な手術手技(植皮・縫合など)による閉鎖が可能と判断されるまでの期間
- 二次治癒による閉鎖の有無

　自然治癒が期待できる創面となった時

　治癒により本試験による治療が物理的に必要でなくなった時
- 比較的簡単な手術手技(植皮・縫合など)による閉鎖の有無

　良性肉芽が75%以上となった時

　骨，腱および重要臓器が肉芽組織で被覆される時

　局所感染が臨床上良好にコントロールされていること

　壊死組織がほとんど存在していないこと

　創傷の深さが平均的に50%以上改善された時

5．統計解析

本試験は，海外のPRPの二重盲検ランダム化比較試験結果[11]から，TKKT01 の有効率を60%，無治療群の有効率を35%，検出力を90%，2.5%の有意水準(片側検定)と設定し，二項検定により症例数は47例と算出した．脱落率10%を考慮し，必要症例数52例を設定した．主要評価項目として，最終評価時の創半径縮小率が50%以上となった症例(有効例)の割合および両側95%信頼区間を算出し，60%を上回るものとした．

結　果

1．被験者背景

74例から同意を取得し，54例が本試験に登録され，PRP ゲル治療が行われた(図3)．FAS 対象集団(full analysis set)は54例，PPS 対象集団(per protocol set)は47例であった．PPS の患者の(平均±標準偏差)年齢は63.3±10.2歳であり，男性が30例(63.8%)であった．すべての被験者に合併症があり，14例(25.9%)は血液透析を施行されていた．ベースラインの創傷面積は3.0±2.8 cm²であった(表1)．PRP ゲル治療開始前に行われた対象創傷への主な既存治療は，精製白糖・ポビドンヨード(20例)，トラフェルミン(bFGF)(17例)，ヨウ素(10例)，アルプロスタジルアルファデクス(9例)であった．また，被験者の状況や創傷の部位により適切な免荷法が採用され，入院患者は，患肢挙上・安静，外来患者はフェルトや除圧サンダルによる免荷が行われた．

2．有効性の結果
A．主要評価項目

本試験の主たる解析対象集団であるPPS 47例のうち，最終評価時の創半径縮小率が50%以上となった症例(有効例)の割合は80.9%(37例/47例)[95%信頼区間 66.7，90.9]であり，達成基準の60%を上回った(図4)．

B．副次評価項目

創傷面積はベースラインの3.0±2.8 cm²から経時的に減少し，最終評価では0.6±1.7 cm²まで減少した(p<0.0001)．最終評価時の創傷面積減少率は72.8%±101.3%であった．創傷体積はベースライン1.4±1.8 cm³から経時的に減少し，最終

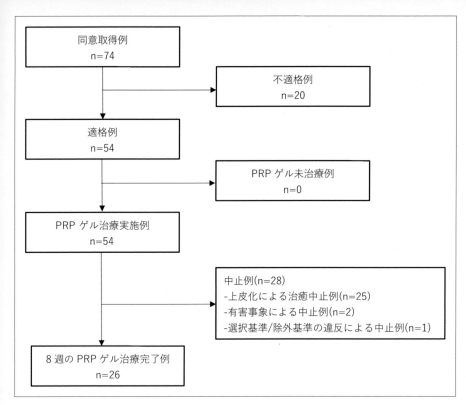

図 3.
被験者の内訳

表 1. 被験者背景

解析対象例数		47	解析対象例数		47
性別, n(%)	男性	30(63.8)	血液透析の有無, n(%)	なし	35(74.5)
	女性	17(36.2)		あり	12(25.5)
年齢(歳), 平均値±SD		63.3±10.2	罹病期間(年), 平均値±SD		1.3±2.3
創傷面積(cm^2), 平均値±SD		3.0±2.8	HbA1c(%), 平均値±SD		6.8±1.2
創傷体積(cm^3), 平均値±SD		1.4±1.8	血小板数(10,000/μL), 平均値±SD		22.2±6.1
来院状況, n(%)	入院	20(42.6)	SPP(mmHg), 平均値±SD		57.9±14.6
	外来	20(42.6)			
	入院←→外来	7(14.9)			

HbA1c; glycated hemoglobin, SPP; skin perfusion pressure, SD; standard deviation

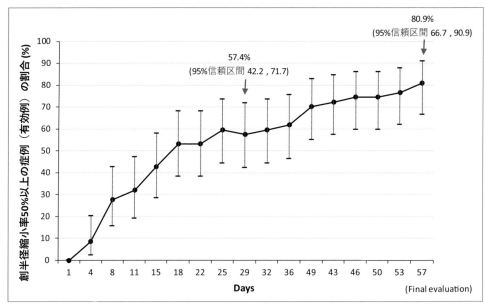

図 4. 創半径縮小率 50% 以上の症例(有効例)の割合の推移

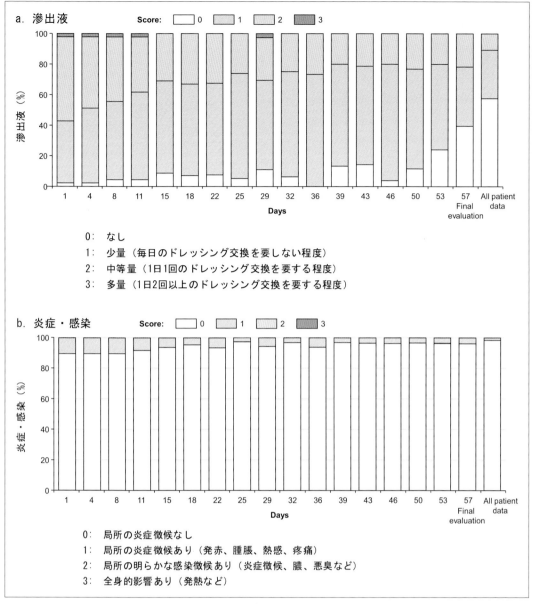

a. 滲出液　Score: □ 0 ▨ 1 ▨ 2 ▨ 3

滲出液 （%）

Days

1　4　8　11　15　18　22　25　29　32　36　39　43　46　50　53　57 Final evaluation　All patient data

0：　なし
1：　少量（毎日のドレッシング交換を要しない程度）
2：　中等量（1日1回のドレッシング交換を要する程度）
3：　多量（1日2回以上のドレッシング交換を要する程度）

b. 炎症・感染　Score: □ 0 ▨ 1 ▨ 2 ▨ 3

炎症・感染 （%）

Days

1　4　8　11　15　18　22　25　29　32　36　39　43　46　50　53　57 Final evaluation　All patient data

0：　局所の炎症徴候なし
1：　局所の炎症徴候あり（発赤、腫脹、熱感、疼痛）
2：　局所の明らかな感染徴候あり（炎症徴候、膿、悪臭など）
3：　全身的影響あり（発熱など）

図 5-a，b．創傷スコアの推移

評価では0.1±0.3 cm^{3}まで減少した（p＜0.0001）．最終評価時の創傷体積減少率は92.7％±17.3％であった．

創傷スコア（滲出液，炎症/感染，肉芽組織，壊死組織）は，8週間にわたって改善傾向を示し，特に肉芽スコアは顕著な改善を示した（図5-a～d）．最終評価時には，滲出液なしまたは少量（42/47［89.4％］），局所の炎症徴候なし（46/47［97.9％］），治癒または良性肉芽が面積の90％以上 45/47［95.7％］）および壊死組織なし（45/47［95.7％］）の割合が高かった．

PRP ゲル治療により創傷閉鎖（二次治癒）と判定された期間の中央値は57日であった．最終評価時には27 例57.4％が，創傷閉鎖（二次治癒）と判定された．

比較的簡単な手術手技（植皮・縫合など）での創傷閉鎖可能と判定されるまでの中央値は43日であった．最終評価時には32 例68.1％が，比較的簡単な手術手技（植皮・縫合など）での創傷閉鎖可能と判定された．

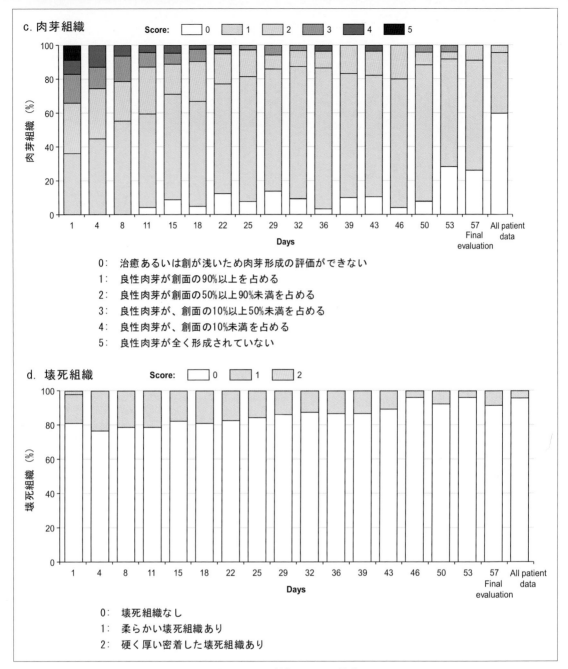

c. 肉芽組織

Score: 0 1 2 3 4 5

肉芽組織 (%)

Days

1 4 8 11 15 18 22 25 29 32 36 39 43 46 50 53 57 All patient data
Final evaluation

0: 治癒あるいは創が浅いため肉芽形成の評価ができない
1: 良性肉芽が創面の90%以上を占める
2: 良性肉芽が創面の50%以上90%未満を占める
3: 良性肉芽が、創面の10%以上50%未満を占める
4: 良性肉芽が、創面の10%未満を占める
5: 良性肉芽が全く形成されていない

d. 壊死組織

Score: 0 1 2

壊死組織 (%)

Days

1 4 8 11 15 18 22 25 29 32 36 39 43 46 50 53 57 All patient data
Final evaluation

0: 壊死組織なし
1: 柔らかい壊死組織あり
2: 硬く厚い密着した壊死組織あり

図 5-c，d．創傷スコアの推移

　著効した症例の写真を図6に示す．当該症例は
PRP ゲル治療開始前に精製白糖・ポビドンヨード
軟膏，ヨードホルム，局所陰圧閉鎖療法による治
療が行われていたが，創傷の十分な改善が得られ
ず，本試験の対象となった．PRP ゲル治療を開始
することで症状は改善し，塗布43日目に治癒と
なった．

3．安全性の結果

　有害事象は32例59件発現し，主な有害事象は，
上咽頭炎4例（7.4%）4件，低血糖4例（7.4%）4
件，便秘2例（3.7%）2件，悪心2例（3.7%）2件，
創傷2例（3.7%）3件であった．ほとんどの有害事
象は，PRP ゲル塗布部位とは異なる部位に発現し
た事象であり，全ての有害事象は治験機器との因

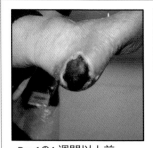
Day1の4週間以上前

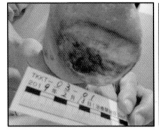
Day1
(PRP ゲル治療開始)

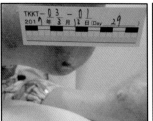
Day29

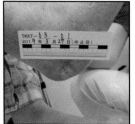
Day43
（二次治癒中止）

図 6. 症例：79 歳，女性
- 既存治療：精製白糖・ポビドンヨード，ヨードホルム，局所陰圧閉鎖療法(V. A. C.®)
- 壊死組織のデブリードマン(Day 1 の 28 日前に実施)

果関係が否定された．治験機器の不具合は 3 件「遠心機の動作不良（ネジの外れ）」，「卓上遠心機の遠心時間不足」，「採血管の陰圧不良」発現したが，被験者に影響を及ぼすものではなかった．その他，臨床検査値およびバイタルサインなどを含めて安全上問題となる事象は認められなかった．

考　察

難治性創傷の治療は TIMERS コンセプトに従い，外用薬による治療および創傷被覆材などの保存的治療が行われているが，十分に改善が認められないケースがある．4 週間の治療で，創傷面積が 50％の改善が認められない場合，治療に難渋するケースが多いと報告されている[18]~[22]．そのような症例には TIMERS の R，すなわち PRP を含む生体由来材料などを用いる修復・再生の項目での介入が推奨されている．本試験では，4 週間以上の既存治療を行っても創傷が改善しない（創傷面積縮小率＜50％）糖尿病性足潰瘍患者を対象として，8 週間の PRP ゲル治療を行った．本試験では 47 例中 18 例の SPP 値が 40～49 mmHg であり，軽度な虚血を有する PAD 患者[23]が組み入れられた．これを踏まえて，本試験の対象患者を，末梢動脈疾患ガイドラインにおける WIfI 分類にあてはめると，Ischaemic grade 0～1, wound grade 1～3, infection grade 0～1 に該当すると考えられる[24]．このような患者を対象とした結果として，主要評価項目である最終評価時の創半径縮小率が 50％以上となった症例（有効例）の割合は 80.9％

（37 例/47 例）[95％信頼区間 66.7, 90.9]であり，達成基準 60％以上を超えた．「創半径縮小率が 50％以上」とは，創傷面積に換算すると概ね 75％以上の改善であり，創傷が治癒傾向であることを示している．創傷半径の縮小は，創傷面積および創傷体積の縮小にも反映されており，Day 1 と最終評価時を比較すると統計的に有意に縮小した．最終評価時の創傷面積縮小率は 72.8％，創傷体積縮小率は 92.7％に達した．最終評価時の創傷閉鎖（二次治癒）は，57.4％（27 例/47 例）であった．創傷スコア（滲出液，炎症・感染，肉芽組織，壊死組織）はいずれも改善傾向を示し，特に肉芽組織の改善は顕著であった．PRP に含まれる各種増殖因子が作用することで肉芽組織の改善を促し，創傷治癒が促進されたものと考えられる．創傷治療では，速やかに創傷を改善させることで，創傷の感染およびそれに伴う下肢切断を防ぐことが重要であるが，PRP ゲル治療を開始することで，速やかな創傷の改善が認められた．なお，主要評価項目である創半径縮小率 50％以上を達成しなかった症例が 9 例認められた．1 例は有害事象発現のため早期中止した症例であり，PRP ゲルの治療期間が十分でなかった．1 例は体重が約 159 kg の大柄な患者であり，入院管理であったが足底の創傷の免荷が十分でなかった．残りの 7 例は外来患者であり，免荷が十分に行われなかった可能性がある．しかし，これらの症例でも，肉芽組織の改善，創傷面積または創傷体積の改善が認められており，PRP ゲル治療の効果が確認された．

表 2. 各種 PRP 調製キット[28]および TKKT01 の PRP 調製方法

機器名	PRP 分類	血液量 (mL)	遠心力 (g)		遠心時間 (分)		PRP 量 (ml)
			1 回目	2 回目	1 回目	2 回目	
ACP	Plasma	11	350	—	5	—	2.0〜5.0
GPS Ⅲ	Buffy coat	54	1,100	—	15	—	6.0
Cascade	Plasma	9	1,100	1450	6	15	2
Endoret	NP	9	580	—	8	—	2.0
GLO	Buffy coat	9	1,200	600	5	2	0.6
Smart Prep	Buffy coat	60	1,250	1050	14	7.0〜10.0	NP
KYOCERA	NP	20	600	2000	7	5	2
Magellan	Buffy coat	60	610	1240	4	6	3
Prosys	NP	30	1,660	2008	3	3	3
Regen PRP	NP	8	1,500	—	5	—	4
TKKT01	plasma	5〜10	4,236	—	0.5		3〜6

NP ; not provided by manufacturer (unknown), PRP ; platelet-rich plasma

増殖因子製剤の 2 つの臨床試験を提示する. 米国で糖尿病性足潰瘍の適応を有する組換えヒト PDGF-BB ゲル(ベカプレルミン)は, 糖尿病性足潰瘍患者を対象とした 20 週間のランダム化二重盲検用量設定プラセボ対照試験の結果, 主要評価である創傷の完全閉鎖は, 100 ug/g PDGF-BB 群 50%, プラセボ群 35% であり, PDGF-BB 群で有意な差が認められた[25]. また, 日本で糖尿病性足潰瘍の治療に標準的に使用されている塩基性線維芽細胞増殖因子(bFGF)では, 糖尿病性足潰瘍患者を対象とした 8 週間のランダム化二重盲検用量設定プラセボ対照試験の結果, 主要評価である創傷面積の 75% 以上の改善を達成した患者の割合は, 0.01% bFGF 群 82.2%, プラセボ群 57.5% であり有意な差を示した[26]. 本試験は, 4 週間の既存治療が奏効しない糖尿病性足潰瘍患者を対象としており, PDGF-BB や bFGF の臨床試験の対象患者と比較して, より難治な症例が対象であったと考えられる. 試験デザインが異なるものの, PDGF-BB や bFGF の臨床試験結果を踏まえても, PRP ゲル治療は, 臨床的に意義のある治療効果を有すると考えられた.

創傷の質を改善することを目的とした医療機器は, 臨床試験の評価項目として, 「比較的簡単な手術手技(植皮・縫合など)での創傷閉鎖可能と判断されるまでの期間」を主要評価項目とすることが

あり[14], 本試験では, 副次評価として設定した. その結果, PRP ゲル治療では中央値で 43 日であり, 陰圧閉鎖療法における中央値よりは劣る結果であった[27]. しかし本試験では, PRP ゲル治療の開始前に, 既存治療に加えて陰圧閉鎖療法を行ったが, 創傷の改善が認められない症例が 3 例認められたが, PRP ゲル治療を開始することで, いずれの症例も主要評価項目である創半径縮小率 50% 以上を達成した. 陰圧閉鎖療法により十分な改善が得られない症例に対しても, PRP ゲル治療が選択肢となり得ることを示唆している.

多くの PRP 調製キットが市販されているが, その調整方法(遠心力, 遠心時間)は様々である(表 2)[28]. 調製法の違いにより個々の PRP 調製キットによって, PRP の血球成分が異なり, 血小板濃縮率は 1〜6 倍の差異があるとの報告もあり, 白血球の含有の有無も異なる[29].

したがって, 個々の PRP 調製キットで対象となる疾患に対する有効性および安全性を評価することが重要である. PRP は, 白血球を多く含有している「leukocyte-rich PRP」と白血球をほとんど含有していない「leukocyte-poor PRP」の 2 つに大別される[29]. 整形外科領域では, 腱の断裂などの治療として, PRP の注射が行われており[30)31)], 疾患によって白血球含有量の異なる PRP を使い分けている[29]. 白血球含有のメリットとして, 抗菌作

用および免疫反応の増強，成長因子（特に VEGF 濃度）の増強がある．一方で，デメリットとして炎症性サイトカインが放出され，細胞増殖の低下やアポトーシスの増加に伴い，炎症を引き起こす可能性がある．TKKT01 は，leukocyte-poor PRP に分類され，創傷の炎症は引き起こしにくい．

また，TKKT01 の血小板濃縮率は他の PRP 調製キットと比べて低いものの，TKKT01 の難治性創傷に対する有効性は過去に報告されており[11)12)32)]，今回の研究でも創傷治癒促進効果が認められた．TKKT01 は比較的少ない採血量で遠心処理の時間も短く，速やかに PRP を調製できる点がメリットである．

本試験の結果の limitation として，試験のデザイン上，採血量が決まっていることから創傷の大きさが 25 cm^2 以下の糖尿病性足潰瘍に限定されており，PRP ゲル治療は陰圧閉鎖療法などよりは比較的小さな創傷で良好な結果が得られた．また，瘻孔や深く狭い創傷には，PRP ゲルは深く注入，充填して使用できるため有用性が高いと考えられた．

TKKT01 は 2022 年 11 月に厚生労働省より日本で初めて創傷に対する治療効果が検証された PRP の医療機器として薬事承認された．また，本試験は「難治性創傷治療機器の臨床評価に関する評価指標」[14)] に準拠した試験デザインであったが，当該評価指標の妥当性も示された．

まとめ

本試験によって，日本人の糖尿病性足潰瘍患者に対する，TKKT01 による PRP ゲル治療の有用性が示された．TKKT01 による PRP ゲル治療は，糖尿病性足潰瘍をはじめとする難治性創傷に対して有用な治療選択肢になると考えられた．

尚，本論文は文献 33 で発表した内容を，許諾を得て再編集したものである．

参考文献

1) Iwase, M., et al.：Incidence of diabetic foot ulcer in Japanese patients with type 2 diabetes mellitus：The Fukuoka diabetes registry. Diabetes Res Clin Pract. **137**：183-189, 2018.
2) Russo, S., et al.：Cost-effectiveness analysis for the treatment of diabetic foot ulcer in France：platelet-rich plasma vs standard of care. Clinicoecon Outcomes Res. **14**：1-10, 2022.
3) Alexiadou, K., Doupis, J.：Management of diabetic foot ulcers. Diabetes Ther. **3**：4, 2012.
4) Amin, N., Doupis, J.：Diabetic foot disease：From the evaluation of the "foot at risk" to the novel diabetic ulcer treatment modalities. World J Diabetes. **7**：153-164, 2016.
5) Armstrong, D. G., et al.：Diabetic foot ulcers and their recurrence. N Engl J Med. **376**：2367-2375, 2017.
6) Hicks, C. W., et al.：Incidence and risk factors associated with ulcer recurrence among patients with diabetic foot ulcers treated in a multidisciplinary setting. J Surg Res. **246**：243-250, 2020.
7) Cascini, S., et al.：Survival and factors predicting mortality after major and minor lower-extremity amputations among patients with diabetes：a population-based study using health information systems. BMJ Open Diabetes Res Care. **8**：e001355, 2020.
8) Atkin, L., et al.：Implementing TIMERS：the race against hard-to-heal wounds. J Wound Care. **23**(Sup3a)：S1-S50, 2019.
9) Qi, M., et al.：Growth factors in the pathogenesis of diabetic foot ulcers. Front Biosci(Landmark Ed). **23**：310-317, 2018.
10) Piccin, A., et al.：Platelet gel：a new therapeutic tool with great potential. Blood Transfus. **15**：333-340, 2017.
11) Driver, V. R., et al.：A prospective, randomized, controlled trial of autologous platelet-rich plasma gel for the treatment of diabetic foot ulcers. Ostomy Wound Manage. **52**：68-70, 72, 74 passim, 2006.
12) Gude, W., et al.：Aurix Gel is an effective intervention for chronic diabetic foot ulcers：a pragmatic randomized controlled trial. Adv Skin Wound Care. **32**：416-426, 2019.
13) Reese, R. J. Autologous platelet rich plasma

(PRP): what do we know? Important concepts relevant to hair restoration surgery. Hair Transplant Forum Int. 14-17, 2010.

14) Matsuda, T., et al.: Guidance. Development Committee for Clinical Trial Protocols for Chronic Wound Treatment Medical Devices. Hard-to-heal wound treatment medical devices: clinical trial protocol in Japan. J Wound Care. **30**(8): 666-676, 2021.

15) E-Z Graph Wound Assessment Measuring Guide. Retrieved from https://woundreference.com/app/topic?id=e-z-graph-wound-assessment-measuring-guide.

16) Schneider, C. A., et al.: NIH Image to ImageJ: 25 years of image analysis. Nat Methods. **9**: 671-675, 2012.

17) DESIGN-R scoring manual. Retrieved from http://www.jspu.org/pdf/DESIGN-R_manual_eng.pdf.

18) Sheehan, P., et al.: Percent change in wound area of diabetic foot ulcers over a 4-week period is a robust predictor of complete healing in a 12-week prospective trial. Plast Reconstr Surg. **117**: S239-S244, 2006.

19) Snyder, R. J., et al.: A post-hoc analysis of reduction in diabetic foot ulcer size at 4 weeks as a predictor of healing by 12 weeks. Ostomy Wound Manage. **56**: 44-50, 2010.

20) Coerper, S., et al.: Fifty percent area reduction after 4 weeks of treatment is a reliable indicator for healing—analysis of a single-center cohort of 704 diabetic patients. J. Diabetes Complications. **23**: 49-53, 2009.

21) Warriner, R. A., et al.: Differentiating diabetic foot ulcers that are unlikely to heal by 12 weeks following achieving 50% percent area reduction at 4 weeks. Int. Wound J. **8**: 632-637, 2011.

22) Hingorani, A., et al.: The management of diabetic foot: A clinical practice guideline by the Society for Vascular Surgery in collaboration with the American Podiatric Medical Association and the Society for Vascular Medicine. J Vasc. Surg. **63**(2 Suppl): 3S-21S, 2016.

23) Suzuki, K., et al.: Skin perfusion pressure and wound closure time in lower extremity wounds.

J Am Coll Clin Wound Spec. **9**(1-3): 14-18, 2018.

24) 日本循環器学会，日本血管外科学会：2022年改訂版末梢動脈疾患ガイドライン，2022.

25) Wieman, T. J., et al.: Efficacy and safety of a topical gel formulation of recombinant human platelet-derived growth factor-BB(becaplermin)in patients with chronic neuropathic diabetic ulcers. A phase Ⅲ randomized placebo-controlled double-blind study. Diabetes Care. **21**: 822-827, 1998.

26) Uchi, H., et al.: Clinical efficacy of basic fibroblast growth factor(bFGF)for diabetic ulcer. European journal of dermatology. Eur J Dermatol. **19**: 461-468, 2009.

27) Harii, K., Ohura, T.: Results of clinical study of V.A.C.ATS® Therapy System in Japan, Jpn J Plast Surg. **53**(6): 655-662, 2010.

28) Oudelaar, B. W., et al.: Concentrations of blood components in commercial platelet-rich plasma separation systems: a review of the literature. Am J Sports Med. **47**: 479-487, 2019.

29) Fitzpatrick, J., et al.: Analysis of platelet rich plasma extraction: variations in platelet and blood components between 4 common commercial kits. Orthop J Sports. **5**: 1-8, 2017.

30) Seow, D., et al.: Platelet-rich plasma injection for the treatment of Hamstring injuries: a systematic review and meta-analysis with best-worst case analysis. Am J Sports Med. **49**: 529-537, 2021.

31) Hurley, E. T., et al.: Platelet-rich plasma versus corticosteroids for plantar fasciitis: a systematic review of randomized controlled trials. Orthop J Sports Med. **8**: 2325967120915704, 2020.

32) de Leon, J. M., et al.: The clinical relevance of treating chronic wounds with an enhanced near-physiological concentration of platelet-rich plasma gel. Adv Skin Wound Care. **24**: 357-368, 2011.

33) Ohura, N.: Clinical efficacy of autologous platelet-rich plasma gel in patients with hard-to-heal diabetic foot ulcers in a multi-center study in Japan. J Wound Care.[in press]

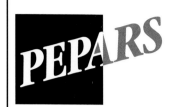

◆特集／多血小板血漿（PRP）の上手な使い方

下肢慢性創傷関連に対する PRP の使用経験

渡邊英孝[*1]　中馬隆広[*2]　上村哲司[*3]

Key Words：多血小板血漿（platelet rich plasma；PRP），MAGELLAN®，下肢慢性創傷（chronic wound of the lower extremity），末梢動脈疾患（peripheral arterial disease；PAD）

Abstract　下肢慢性創傷を持つ，特に糖尿病性足病変の患者は易感染性であり，人工透析を受けている患者も多く，末梢動脈疾患（PAD）の有病率も高い．包括的高度慢性下肢虚血（CLTI）で発見されることもあり，大切断に至れば生命予後は悪いため，救肢のためにも速やかな治療介入が必要である．我々は，佐賀市を中心に地域の足病変患者の下肢救済と治療を戦略的に進めるために，地域医療および診療間連携を行っている（通称 ASHE プロジェクト）が，この連携により共通のアルゴリズムを用いて下肢救済治療を施行している．その際，下肢の慢性創傷手術において，デブリードマンなどの外科的処置に多血小板血漿（PRP）を併用し，治療率の向上を図っている．PRP に含まれる多数の成長因子や接着因子による創傷治癒の促進を期待し利用されているが，我々も満足のいく結果を得ており，PRP が難治性創傷治療における強力な補助療法の 1 つになると考えている．

はじめに

　下肢慢性創傷を持つ，特に糖尿病足病変の患者では，神経障害のために小さな創傷の発見が遅れるだけでなく易感染性である．また腎障害から透析を施行されている患者も非常に多く，末梢動脈疾患（peripheral arterial disease；PAD）の有病率が高い．治らない創傷から壊疽への進行も早く，包括的高度慢性下肢虚血（chronic limb-threatening ischemia；CLTI）で発見されることもあり，治療抵抗性である[1]．よって感染を引き起こした場合，大切断に至ることがあり，速やかな治療介入が求められる．また静脈鬱滞性潰瘍も保存的治療では長期にわたり治癒傾向が認められないことも多い．その際に我々は多血小板血漿（platelet rich plasma；PRP）を併用し治療にあたることがある．PRP は自己血を遠心分離して得られる血小板を豊富に含む血漿であり，1998 年に Marx ら[2]が顎骨再建において腸骨と併用移植を行うことで骨形成促進効果が得られた，との報告を行い注目されるようになった．血小板に含まれる数多くの成長因子や接着因子が，高濃度で局所に作用することにより骨形成や創傷治癒の促進効果が期待され，特に創傷治療の領域では PRP を用いた難治性皮膚潰瘍治療が，2011 年より先進医療として厚生労働省により承認されている．我々の施設では，下肢慢性創傷を中心にデブリードマンなどの手術と併用して PRP を用いた治療を行い，満足する結果を得ているので，その治療効果について報告する．

　*1 Hidetaka WATANABE, 〒849-8501　佐賀市鍋島 5-1-1　佐賀大学医学部附属病院形成外科，助教
　*2 Takahiro CHUMAN, 同，助教
　*3 Tetsuji UEMURA, 同，診療教授

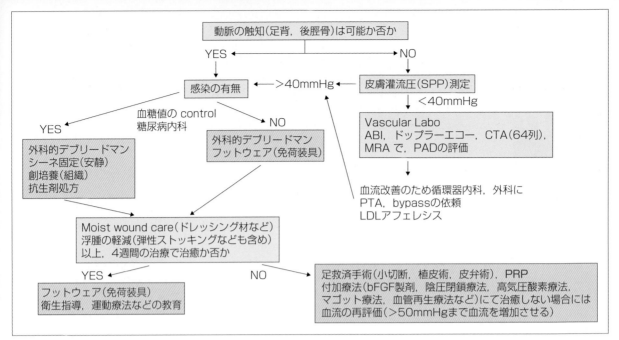

図 1. 当院での治療アルゴリズム[1]

治療アルゴリズム

　糖尿病足病変を含む下肢慢性創傷の治療は，局所治療，免荷，感染コントロール，血糖コントロール，血流障害のコントロール，外科的手術療法，フットケア指導など多岐にわたる．特に糖尿病の患者は罹患期間が長いことが多く，さらに全身にわたって合併症を有していることも多い．そのため，局所の所見のみならず全身状態の把握や管理が重要である[3]．また一度治癒したとしても，糖尿病足病変の再発率は非常に高い．そのため，治療早期から患者に再発予防教育を行うことが重要である．筆者らは，佐賀市を中心に地域の足病変患者の下肢救済と治療を戦略的に進めるために，地域医療および診療間連携を行っている（通称 ASHE プロジェクト）．この連携により佐賀大学医学部附属病院および関連施設を受診した足病変患者は，共通のアルゴリズムを用いて下肢救済治療を受けることができる[1]．その際，創治癒に向けた足救済手術に PRP 治療を併用し，治癒率の向上を図っている（図 1）．

対　象

　対象は 2012 年 1 月〜2022 年 12 月の間に，佐賀

大学医学部附属病院で，糖尿病性足潰瘍（PAD 合併を含む）などによる下肢慢性難治性創傷を持つ患者 23 例で，血流改善後などでも軟膏処置や局所陰圧閉鎖療法（negative pressure wound therapy；NPWT）による保存的治療では縮小傾向が乏しく，慢性化した患者である．性別は男性 20 例，女性 3 例で，年齢は 41〜85 歳（平均 67 歳）であった．なお，佐賀大学医学部倫理委員会での承認を得た上で本治療を実施した．

方　法

　PRP の調製は，血液分離装置 MAGELLAN®（Arteriocyte Medical System Inc，米国）を用いて行った．実際の方法としては，まず抗凝固剤として 2 mL のクエン酸ナトリウム（輸血用チトラミン（フソー®，扶桑薬品社製，日本），100 mg/mL）を入れたシリンジで患者の自己血 28 mL を採血し，計 30 mL とした．その後，装置にセットし PRP を 3 mL 抽出するように設定した．PRP 抽出に伴う回転数の変更や赤血球の除去はすべて自動で行われた．抽出した PRP には使用直前に 0.15 mL の塩化カルシウム（1 mEq/mL）を混和し，脱顆粒・ゲル化を行うことで活性化した．その後，wound bed preparation を図る目的で，デ

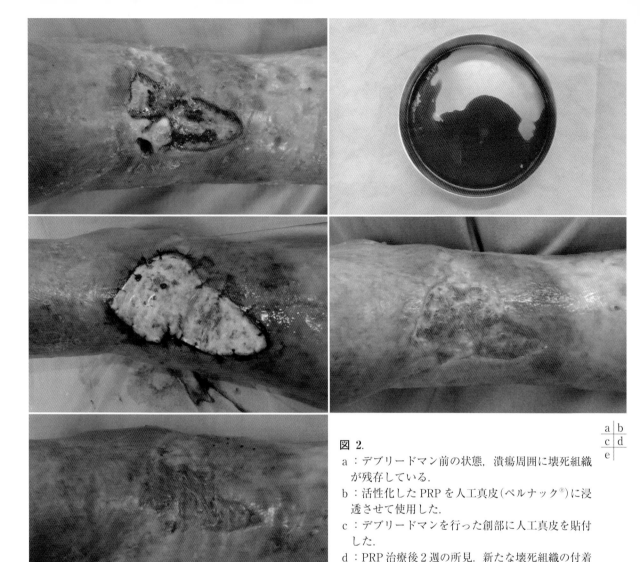

図 2.
a：デブリードマン前の状態，潰瘍周囲に壊死組織が残存している.
b：活性化した PRP を人工真皮（ペルナック®）に浸透させて使用した.
c：デブリードマンを行った創部に人工真皮を貼付した.
d：PRP 治療後 2 週の所見. 新たな壊死組織の付着はなく，全体に良好な肉芽が形成されている.
e：植皮術後 3 か月の所見. 潰瘍の再発は認めない.

ブリードマン後の創部に PRP を浸透させた人工真皮（ペルナック®，グンゼ社製，日本）を貼付，もしくは植皮片に浸透させ使用，または局所注入での使用とした. その後は必要に応じ創部の wound bed が整った段階で，植皮術などの創閉鎖のための手術を追加で行った[4].

結　果

全 23 例中，全例で創治癒もしくは創部の縮小傾向や肉芽の増生を認めた. 感染などによる創部状態の増悪をきたしたものは認めなかった. なお，PRP 使用によって生じたと考えられる明らかな有害事象は認められなかった.

症　例

患者：82 歳，男性，左下腿潰瘍

基礎疾患に境界型の糖尿病を有し，下腿の外傷から潰瘍を形成し外来での軟膏処置を行っていたが，徐々に増悪し，潰瘍は徐々に拡大傾向であった. その後デブリードマンを行いながら NPWT を行うも，創面に壊死組織が少量付着するような状態で持続し，潰瘍形成から 4 か月で PRP 療法を

行った．デブリードマンを行った後，作成した PRP を人工真皮に浸透させた状態で創面に貼付した．PRP 使用後 2 週で良好な肉芽形成を認め，分層植皮術を行うことで，PRP 使用後 4 週で創閉鎖が得られ退院となった．現在，術後 6 か月以上経過しているが，再発を認めていない(図 2)．

考 察

PRP は血小板中に含まれる顆粒，特に α 顆粒に含まれる各種サイトカインや接着因子が濃縮されて高濃度で作用することで，創傷治癒の促進に働くとされている．特に，PDGF，TGF-β，VEGF，EGF などの細胞増殖や血管新生を促すサイトカインが複数働くことで創傷治癒が促進されると考えられている[5]．また，PRP と人工真皮を併用して用いた場合，潰瘍周囲での経皮酸素分圧が有意に上昇するとの報告がある[6]．また植皮と併用して用いた場合，特に CLTI や PAD では，植皮片下の肉芽の状態改善や血管新生の促進により，生着率の向上が得られるとする報告もある[7]．今回の症例では，まず軟膏外用治療や NPWT などを行った．しかし壊死組織が残存し保存的には創の縮小に至らなかった．しかしこのような症例でも，PRP を用いた治療を行うことで創部に良好な肉芽形成が得られた．この結果から PRP の使用により創傷治癒に対して促進効果が働いたものと考えられた．

今回我々は，PRP を作成するにあたって血液分離装置 MAGELLAN® を使用した．MAGELLAN® は採取した血液量と作成する PRP の量を設定するだけで，容易に血小板濃縮率を変えることができる．また MAGELLAN® はディスポーザブルの採血・遠心用のキットを用いることで，完全閉鎖系で PRP の作成が可能である．このため，細菌などのコンタミネーションを起こしにくい．また，全自動で作成されるので非常に簡便であり，施行者による PRP 濃度の差が出にくいことが特徴として挙げられる[4]．PRP を使用する際には，通常，塩化カルシウムやトロンビンなどの血小板凝集惹

起物質を添加し，血小板内の α 顆粒から強制的に各種サイトカインを放出させるが，これは多量のサイトカインを創部に誘導するためである[8]．血小板凝集惹起物質としては，塩化カルシウムとトロンビンの 2 種類を併用して用いられることもあるが[8]，松野ら[9]は，トロンビンを使わずに塩化カルシウムのみを投与した場合でも，ゲル化に要する時間は延長されるものの，最終的には十分にゲル化できると報告している．我々の場合も，すべての症例において塩化カルシウムのみを投与したが問題なくゲル化し精製でき，PRP の使用(人工真皮への浸透や局所への注入など)に特に問題は生じなかった[4]．

PRP は血小板内のサイトカインを用いる治療であるため，頻回に投与した方が 1 回のみの投与よりも有効性が高くなると考えられており，実際に皮膚潰瘍の治療におけるこれまでの報告でも複数回投与されている例も多い[6)10)11)]．我々は現在まで，手術時 1 回の PRP 投与を行っているが，それでも従来の保存的治療で軽快しなかった創傷の改善を認めた．よって 1 回の PRP 投与でも多くのサイトカインが働くことで創傷治癒を促進する効果があると考えている．しかし投与回数や投与間隔などについては引き続き検討が必要と思われる[4]．

PRP の感染に対する作用については，血小板と同時に濃縮された白血球の作用や，PDGF によるマクロファージの活性化などにより，細菌の増殖を抑え，感染抑制を可能にする可能性が述べられている[5]一方で，PRP 自体には感染制御力はなく，PRP 使用前にはできる限りの創の清浄化を行うことが前提であると述べているものもある[6]．我々としても，慢性骨髄炎や感染創などの症例においては感染組織を除去した上で，PRP の感染制御作用や抗炎症作用に期待し使用することを前提としており，腐骨などの感染組織や壊死組織の十分なデブリードマンによる創の清浄化を行い，血流のある組織での死腔の充填を行う必要があると考えている[4]．

まとめ

　今回，糖尿病足病変患者を含む下肢慢性創傷に対するPRP治療に関しての当院でのアルゴリズムについて述べ，これにより，多くの患者の足と歩行機能が温存できると考えられた．その際，血液分離装置MAGELLAN®を用いてPRPの作成を行い，人工真皮に浸透させ貼付ならびに局所注入するようにし，難治性創傷に対して使用した．使用後4週の段階において，創が治癒または縮小し，ほぼ満足する結果が得られた．PRPの精製法，投与量，投与回数および投与方法などについては検討も必要であるが，難治性創傷治療における強力な補助療法の1つになると考える．

　利益相反
　本論文について他者との利益相反はない．

参考文献

1) 上村哲司，挽地　裕：第2章　PAD, CLIの定義，Fontain分類とRutherford分類．下肢救済マニュアル．上村哲司編，pp.46-49，秀潤社，2014.
2) Marx, R. E., et al. : Platelet-rich plasma-growth factor enhancement for bone grafts. Oral Surg Oral Med Oral Pathol Oral Radiol Endod. **85** : 638-646, 1998.
3) 竹之下博正：第3章　治療アルゴリズム．下肢救済マニュアル．上村哲司編，pp.104-105，秀潤社，2014.
4) 中馬隆広ほか：PRPに人工真皮を併用した難治性創傷に対する治療の検討．形成外科．**57**(11)：1277-1282，2014.
5) 覚道奈津子：PRPの基礎理論．多血小板血漿(PRP)療法入門．楠本健司編，pp.1-8，全日本病院出版会，2010.
6) 南村　愛ほか：多血小板血漿を用いた難治性下肢潰瘍の治療．日形会誌．**33**：304-309，2013.
7) 福田　智，三宅ヨシカズ：【遊離植皮術のコツとupdate】PRPを応用した遊離植皮術．PEPARS．**34**：97-103，2009.
8) 楠本健司：PRPの調製原理．多血小板血漿(PRP)療法入門．楠本健司編，pp.14-17，全日本病院出版会，2010.
9) 松野智宜ほか：PRP(Platelet-rich plasma)の分離法とゲル化に関する検討；遠心分離条件と塩化カルシウムによる血小板の活性化．歯薬療法．**21**：53-58，2002.
10) 三宅ヨシカズほか：PRP(Platelet-rich plasma；多血小板血漿)を使用した皮膚潰瘍治療の検討．日形会誌．**29**：65-72，2009.
11) Driver, V. R., et al. : A prospective, randornized, controlled trial of autologous platelet-rich plasma gel for the treatment of diabetic foot ulcers. Ostomy Wound Manage. **52** : 68-70, 72, 74, 2006.

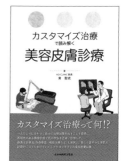
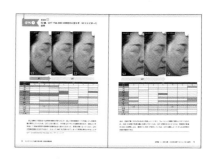

PEPARS　No.204：19-28，2023

◆特集／多血小板血漿(PRP)の上手な使い方

難治性潰瘍に対する PRP の使用

柳下幹男[*1]　島田賢一[*2]

Key Words：静脈うっ滞性潰瘍(venous leg ulcer)，放射性皮膚障害(radiation dermatitis)，先進医療技術B

Abstract　既存の保存的加療で効果に乏しい慢性潰瘍に対して，1週に1回のPRP投与を4週間行うことを1クールとし，最大2クールのPRP投与を行った．PRPの分離には，白血球含有PRPを作成するMAGELLAN™と，白血球を含まないPRPを作成するセルエイド®タイプPを使用した．我々は，骨・腱が露出した外傷性下腿潰瘍，足切断術後の皮膚瘻孔，放射線皮膚障害などに対して，PRP投与を行った．PRP分離の機器で，臨床経過で明らかな違いは認めず，全例で潰瘍の縮小と上皮化を得ることができ，有害事象は認めなかった．PRP投与は，① 壊死組織を完全に除去しなくても，肉芽増生・創収縮・上皮化が得られること，② PRP処置終了後もその効果が持続すること，が既存の保存的加療より優れている点であった．PRP内に白血球が含まれているかにより，その効果の違いが議論されている．今後，慢性潰瘍に対して，より治癒効果の高いPRP分離法が明らかになることが望まれる．

はじめに

　我々は，2010年から難治性潰瘍に対して，多血小板血漿(PRP)を使用してきた[1]．また，2016年に聖マリアンナ医科大学病院が申請承認を得た先進医療技術B「多血小板血漿を用いた難治性皮膚潰瘍治療」に参加する機会を得た．2020年度診療報酬改定で，PRPが多血小板血漿処置として保険収載となってからは，当院での再生医療等安全性確保法に適合する届出を行った上で，保険内で難治の慢性潰瘍に対してPRPの投与を行っている．今回は，先進医療技術B参加以後の症例を中心に述べる．

PRP 治療の適応

　保険収載された『多血小板血漿処置』の適応は，bFGF製剤であるトラフェルミン(フィブラスト®スプレー，科研製薬，東京)もしくは局所陰圧閉鎖処置を28日以上行っても効果が得られない難治性潰瘍である．これに従い，我々も既存の治療で治癒できなかった症例に対して，PRPを使用した．先進医療技術Bに参加してから7症例に適応した．除外基準は，日本皮膚科学会ガイドラインに従い，① 創傷面の感染を制御できない患者，② 創傷面に悪性腫瘍を合併している患者，③ Hb 7 g/dL未満，④ 白血病，⑤ 再生不良貧血，⑥ 血小板減少症，⑦ 血液凝固異常と診断された患者としたが，除外された症例はなかった．

[*1] Mikio YAGISHITA，〒920-0293　石川県河北郡内灘町大学1-1　金沢医科大学形成外科，講師
[*2] Kenichi SHIMADA，同，教授

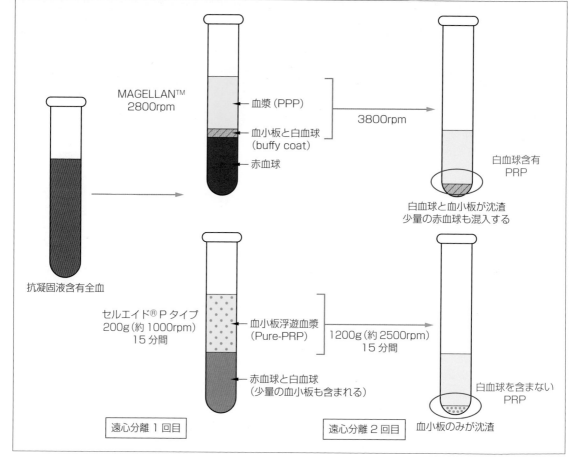

図 1. PRP 分離のシェーマ

当院での PRP 分離方法

PRP の分離には，MAGELLAN™(Arteriocyte Medical Systems 社，英国)もしくは，セルエイド® P タイプ(JMS，東京)を使用した．2 つの機器を使用した経緯は，聖マリアンナ医科大学病院が申請承認を得た先進医療技術 B の参加時期にセルエイド® P タイプを使用し，再生医療等安全性確保法に適合する届出の際は MAGELLAN™を申請したためである．両機器ともに，2 回の遠心分離で PRP を作成する．1 回目の遠心分離では，各血球の比重の差を利用し，各種血球と血漿を分離する．比重は赤血球，白血球，血小板の順に大きく，赤血球が一番下に沈殿し，血小板が一番上に沈殿され，そのさらに上層に血漿が残る．1 回目の遠心分離後，分離された血小板を含む血球と上層の血漿を採取し，2 回目の遠心分離をかけて血

小板沈渣と貧血小板血漿(platelet-poor plasma；PPP)に分ける．血小板沈渣と PPP を混ぜることにより血小板が高濃度の血漿である PRP を作成する[2]．

1 回目の遠心分離の回転数が変化すると，よりその分離後にできる層は異なり，それが機器の特徴になる．それぞれの器械による分離法の詳細を以下に述べる(図 1)．

1．MEGELLAN™

クエン酸ブドウ糖抗凝固剤(ACD-A 液，テルモ社，日本)を 6 mL 含めた注射器で，患者から約 44 mL の静脈血を採取し，抗凝固液含有全血 50 mL にする．まず 2,800 rpm で遠心分離を行い，血小板の含まない血漿(PPP)が上層に残り，一番下に赤血球が沈渣する．PPP と沈渣した赤血球の間に白血球と血小板が集まった層(buffy coat)が作られる．buffy coat を含めた血漿を採取するが，こ

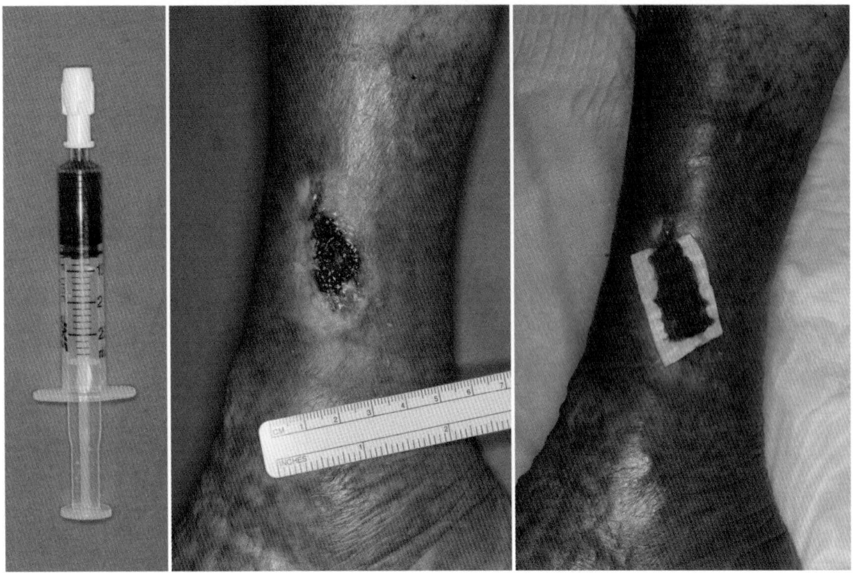

図 2.
PRP 投与方法
　a：1回の塗布に使用する PRP
　　1 mL
　b：PRP 塗布前
　c：アクアセル®Ag に PRP を
　　染み込ませた.

の際に少量の赤血球も採取してしまう. 2回目の遠心分離を 3,800 rpm で行い, PRP を作成する. したがって, 白血球が高濃度に混ざった, 白血球含有 PRP になる[3]. MAGELLAN™は, この一連の作業を全自動で行うことができる.

2. セルエイド® P タイプ

　4 mL の輸血用クエン酸 Na（チトラミン®, 扶桑薬品工業社, 日本）を入れた注射器で 36 mL の全血採血を行い, 抗凝固液含有全血 40 mL にする. これを遠心分離 200 g（約 1,000 rpm）で 15 分間行う. これにより血小板が浮遊した血漿と, 赤血球と白血球の沈殿層が形成され, buffy coat は出現しない. 沈殿層には一部の血小板も含まれるが, 血小板浮遊血漿のみを取り出し, 2回目の遠心分離 1,200 g で 15 分行う. これにより PPP と血小板沈渣に分かれるため, PPP と血小板沈渣を混ぜて, PRP を約 4 mL 作成する. セルエイド® P タイプで作成する PRP には白血球が混入しない[2]. セルエイド® P タイプは, 2回の遠心分離を施行者が行う必要がある. 使用するキットは MAGELLAN™と比較して安価である.

PRP の投与（図 2）

1. 投与間隔

　多血小板血漿処置（J003-4）の実施に伴う留意事項として「1連につき2クールを限度として行い, 1クール（4週に限る）につき1回を限度として算定する」と記載されている. 実際には, 4週間を1クールとして, 1週に1回の投与を行っている. 1回目の投与時に採血して得た約 5 mL の PRP を 2.5 cc の注射器 4 本に分注する（図2-a）. 1回の投与で約 1 cc 使用し, 残りの 3 本は−80℃で保管する. 1週間おきに保管した PRP を解凍して投与する. 潰瘍の状態で, 2クール目も継続して必要と判断した場合は, 1クール目と同様に採血を行い 4 回の投与を行う.

2. 投与方法

　潰瘍を十分洗浄処置し, 可及的にデブリードマンを行うが, 侵襲が大きいと判断した場合は, 完全な壊死組織除去までは求めない. その後に, PRP を塗布する. 潰瘍面積 5 cm²あたり 0.1〜0.2 mL の割合を目安とするが, 実際は分注した約 1 mL の PRP すべてを使用している. 可能な限り直接潰瘍に塗布し, 残りは創傷被覆材（当院ではアクアセル® Ag）を貼付してこれに染み込ませた. その上にポリウレタンフィルムを貼付（図2-b, c）して保護した. PRP 投与翌日に創傷被覆材を交換し, その後は1週間後の次回投与まで, 1日1回の創部洗浄と外用処置を患者に指導した. 瘻孔がある場合は, 瘻孔内に PRP を注入した.

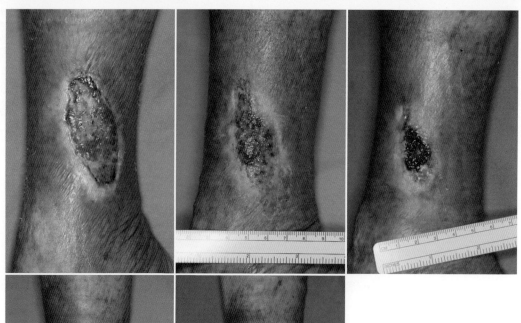

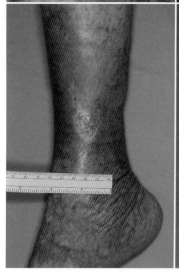

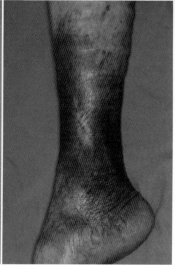

a	b	c
d	e	

図 3.
静脈うっ滞潰瘍
　a：PRP 投与前
　b：投与後 3 週目(1 クール終了時)
　c：投与後 7 週目(2 クール終了時)
　d：投与終了後 2 か月
　e：投与終了後 6 か月

症　例

　我々は，静脈性うっ滞潰瘍，褥瘡瘻孔，外傷性下腿潰瘍，放射線皮膚障害に対して，PRP 処置を行った．

1．静脈うっ滞潰瘍

症例 1：81 歳，女性．静脈うっ滞潰瘍(図 3)

　パーキンソン病，2 型糖尿病，狭心症を合併していた．右下腿内側に静脈性うっ滞潰瘍を認め，bFGF 投与を 1 か月行ったが改善が乏しく，PRP 処置を 2 クール行った．セルエイド® P タイプを使用した．固着した壊死組織に対して，積極的なデブリードマンは行わず PRP を投与した．PRP 投与開始から徐々に壊死組織が減少すると同時に，周囲からの上皮化を認めた．2 クール終了時点で，潰瘍のサイズは約 25％にまで縮小していた．以後プロスタンディン® 軟膏の外用を行った．投与終了後 2 か月で完全に上皮化が得られた．投与終了後 6 か月時瘢痕は成熟化し，潰瘍の再発は認めない．

2．下腿外傷性潰瘍

症例 2：81 歳，男性．腱露出を伴う下腿潰瘍(図 4)

　左脛骨開放性 Pilon 骨折と左脛骨遠位端骨折に対して，プレート固定術後に前脛骨筋腱の露出を伴う皮膚欠損創が発生した．局所陰圧閉鎖処置が施行されたが改善が乏しく，当科紹介となった．追加で 1 か月 bFGF 製剤投与を含めた保存加療を

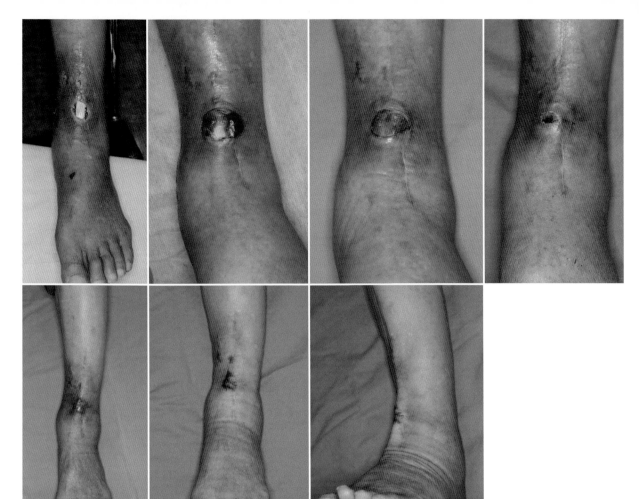

a	b	c	d
e	f	g	

図 4. 腱露出を伴う下腿潰瘍
a：初診時
b：PRP 投与時
c：投与後 3 週目（1 クール終了時）
d：投与後 7 週目（2 クール終了時）
e：投与終了後 1 か月
f：投与終了後 6 か月（安静時）
g：投与終了後 6 か月（足関節背屈時）

行ったが，腱の被覆には至らなかったため，PRP 処置を 2 クール行った．MAGELLAN™ を使用した．PRP 投与開始前は，左下腿前面に 35 mm×22 mm の潰瘍を認め，中央には前脛骨筋腱が露出し，その周囲は過剰に肉芽が増生していた．過剰な肉芽を切除しながら 1 週に 1 回 PRP 投与を行った．投与開始 3 週頃から腱の上に肉芽増生を認め，

2 クール目の最終投与時には，潰瘍面積は著明に縮小し，痂皮化していた．投与終了後 1 週で完全上皮化を得られ，以後潰瘍の再燃はない．さらに，PRP 投与終了後 6 か月時点では，治癒した部位と前脛骨筋腱との癒着はなく，良好な腱滑走を得ていた（図 4-f，g）．

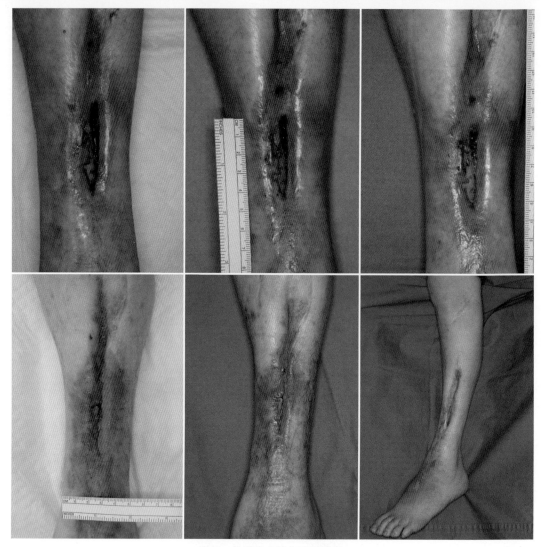

図 5. 骨露出を伴う下腿潰瘍
　　a：PRP 投与時
　　b：投与後 3 週目（1 クール終了時）
　　c：投与後 7 週目（2 クール終了時）
　　d：投与終了後 6 か月
　　e：2 回目の PRP 投与後 3 週目（1 クール終了時）
　　f：PRP 治療終了後 1 年時

a	b	c
d	e	f

症例 3：41 歳，女性．骨露出を伴う下腿潰瘍（図5）

　左下腿開放性骨折術後の脛骨露出を伴う皮膚欠損創を認めた．遊離皮弁術による再建を提案したが，患者本人の同意を得られず，局所陰圧閉鎖処置や perifascial areolar tissue（PAT）移植などを行った．しかし，治療開始後 1 年時点で，骨露出が残存したため，PRP 処置を開始した．セルエイド®P タイプを使用した．2 クール行い，潰瘍サイズは投与前の約 60％までしか縮小しなかった．PRP 投与後は抗生剤軟膏処置を行っていたところ，さらに潰瘍は縮小し，PRP 治療終了後 6 か月時で潰瘍サイズは約 30％にまで縮小した．そこで初回 PRP 処置後 1 年時に再度 PRP 処置を 2 クール行った．2 回目の PRP 処置終了後 5 か月で完全上皮化を得ることができた．2 年経過した時点でも潰瘍再燃はなく，瘢痕は成熟化していた．

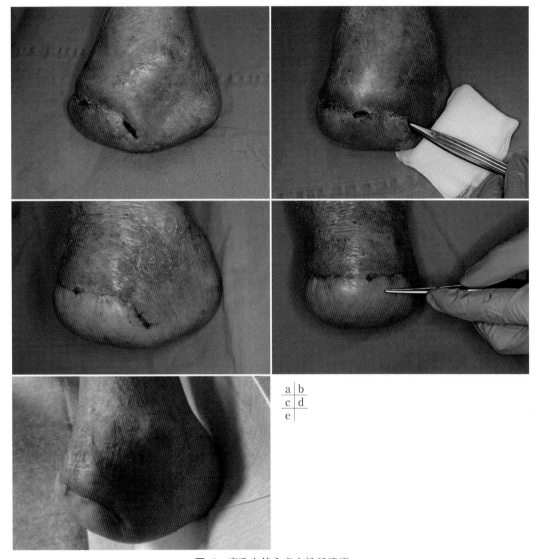

図 6. 瘻孔を伴う虚血性足潰瘍
a，b：PRP 投与時
c，d：投与後 3 週目（1 クール終了時）
e：投与終了後 3 か月

3．瘻孔を伴う虚血性足潰瘍

症例 4：69 歳，男性．瘻孔を伴う虚血性足潰瘍
（図 6）

左足の虚血性足壊死に対して，前医で足切断が
行われた．創縁断端外側に瘻孔が残存した．
bFGF 噴霧による保存的加療を行ったが，皮膚瘻
孔が残存したため，当科へ紹介受診となった．当
科初診時，左足断端部外側に，17 mm×5 mm の
潰瘍があり，内側方向に 32 mm の瘻孔を形成し
ていた．PRP 治療を 1 クール行った．MAGEL-
LAN™を使用した．投与方法は，瘻孔内に PRP 1
mL を注入した．投与終了時に潰瘍は 5 mm×3
mm で瘻孔は 20 mm 残存していた．抗生剤軟膏外
用にて処置を継続し，投与後 3 か月時点で瘻孔が
閉鎖した（図 6-e）．

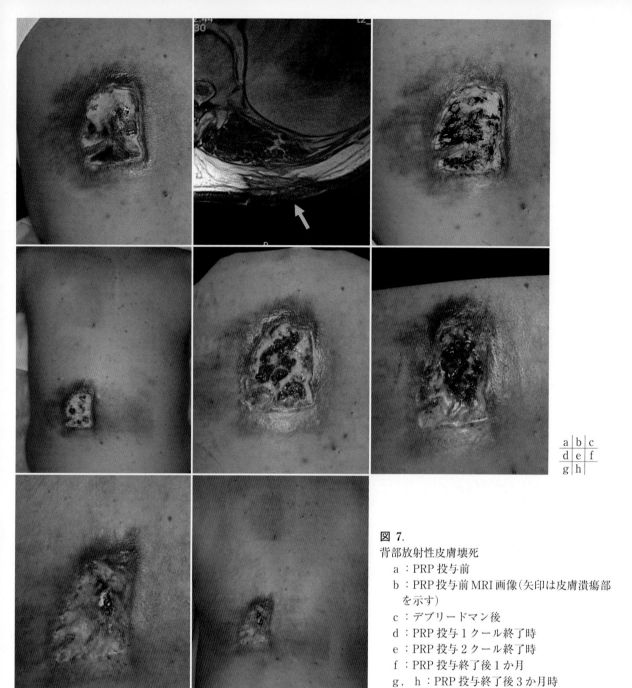

<table>
<tr><td>a</td><td>b</td><td>c</td></tr>
<tr><td>d</td><td>e</td><td>f</td></tr>
<tr><td>g</td><td>h</td><td></td></tr>
</table>

図7.
背部放射性皮膚壊死
　a：PRP 投与前
　b：PRP 投与前 MRI 画像（矢印は皮膚潰瘍部を示す）
　c：デブリードマン後
　d：PRP 投与1クール終了時
　e：PRP 投与2クール終了時
　f：PRP 投与終了後1か月
　g，h：PRP 投与終了後3か月時

4．急性放射線障害による背部皮膚壊死

　症例5：62歳，男性．急性放射線障害による背部皮膚壊死（図7）

　心臓カテーテル治療（percutaneous coronary intervention；PCI）施行後1年経過した頃から，背部の痛みが出現した．放射線皮膚障害として，他科で保存的加療が行われていたが，皮膚壊死が進行したため，PCI 後2年時に当科を紹介受診した．当科初診時，左背部に 52 mm×70 mm の皮膚壊死を認め，壊死周囲の皮膚は広い範囲で発赤していた．MRI 検査では，深筋膜にまで炎症が及んでいることが確認できた（図7-b）．皮弁による再建も考慮されたが，狭心症，2型糖尿病を合併しており，初診時 HbA1c が 11.2% であったため，

全身麻酔による皮弁形成術の適応はないと判断し，PRP 処置を選択した．MAGELLAN™を使用した．PRP 投与開始前に局所麻酔下でデブリードマンを行ったが，疼痛が強く深部の壊死組織はすべて切除しなかった．1 クール目終了時，わずかに肉芽増生を認めたが，潰瘍サイズの縮小は乏しく，潰瘍底の 50% 以上に壊死組織が残存していた．無麻酔で軟らかい壊死組織のみを切除しながら，2 クールまで治療を継続した．2 クール終了時，潰瘍サイズは 50 mm×70 mm と縮小は乏しかったが，潰瘍底の 80% 以上は良好な肉芽を認めた．以後抗生剤軟膏による処置を継続し，PRP 投与終了後 1 か月時点で，尾側方向から上皮化が得られ，潰瘍の縮小を認めた．PRP 投与後 3 か月時点で，潰瘍は 15 mm×7 mm まで縮小した．さらに疼痛に関しても，PRP 処置開始時はトラマドール塩酸塩と非ステロイド性抗炎症薬を併用して疼痛管理を行う必要があったが，PRP 投与後 1 か月時点で，トラマドール塩酸塩は不要となり，非ステロイド性抗炎症薬を 1 日 1 錠屯用する程度にまで改善した．

考　察

PRP の作用は，活性化された血小板から放出される血小板由来増殖因子(platelet-derived growth factor；PDGF)，トランスフォーミング成長因子(transforming growth factor；TGF)-β，血管内皮増殖因子(vascular endothelial growth factor；EGF)，インシュリン様増殖因子(insulin-like growth factor；IGF)など，複数のサイトカインの作用および相互作用によるものである．難治性潰瘍に対する臨床応用では，治癒期間の短縮[4)~6)]，下肢潰瘍例での救肢率の改善が報告されている[7)]．

今回の PRP 投与を施行した症例で特徴的であったことは，①壊死組織を完全に除去しなくても，肉芽増生・創収縮・上皮化が得られること，②PRP 処置終了後もその効果が持続すること，であった．慢性潰瘍内のサイトカイン濃度は急性創傷と比べて低濃度であることが報告されている[8)]．PRP が様々なサイトカインを供給することで，慢性創傷の『環境』を改善させ，壊死組織がある組織でも，それを分解して肉芽を増生させることができたと考えられる．さらに，その『環境』は PRP 処置終了後も持続していることが推測された．現在，我が国でサイトカイン治療としてbFGF 製剤が広く使用されているが，1 日 1 回の処置が必要であり，難治性潰瘍に対しては長期に投与する必要がある症例も少なくない．PRP は，採血という負担があるが，投与は週に 1 回のみであり，最長でも 8 週間の治療期間で終了するため，bFGF に優る治療法になり得ると考えられた．

注意すべき点の 1 つとして費用が挙げられる．多血小板血漿処置(J003-4)の診療報酬点数は4,190 点であるが，これは 1 クールに 1 回しか算定できない．一方でPRP の精製にはある程度のコストと時間が必要である．一定した精度のPRP が作成できることを前提として，より安価で簡便なPRP 精製器を選択することも，重要な要素と考えられる．また，PRP 処置は保険収載されているが，現在は実施するために再生医療等安全性確保法に適合する届出を行う必要がある．このような負担が不要となり，多くの施設で簡便にPRP 処置が行うことができるようになることが望まれる．

PRP は作成方法によりその性状が異なるが，その中でも白血球含有の有無について注目されている．白血球の含有がPRP の有効性にどのような影響を与えるかについては様々な報告がある．Moojen ら[9)]らは白血球が抗微生物効果として働くというポジティブな効果を述べている．一方で，他の報告では，白血球含有PRP では炎症性サイトカインが多く発現しており[10)]，炎症や線維化を促すというネガティブな可能性が示唆される．具体的な疾患に対するPRP 使用の報告では，腱鞘炎に対しては，白血球含有PRP が有効である報告がある[11)]一方で，ラット関節炎モデルにおいて，Araya らは，白血球含有PRP よりも白血球を含有しないPRP の方が除痛効果に優れていたと報告

している[12]．慢性潰瘍に対して，どちらがよいか
は結論が出ていない．今回我々は，申請の都合上
2種類のPRP精製器を使用したが，臨床上大きな
差はなかった印象である．今後のさらなる研究が
期待される．

おわりに

　難治性潰瘍に対して，PRP投与を行い，有害事
象なく創治癒に至った症例を経験した．症例数は
少ないが，PRPが難治性潰瘍に対して有用であ
り，PRP投与終了後もその効果は持続されてい
た．PRPの分離法でPRPの性状は異なり，治癒
にも影響することが予想される．今後，難治性潰
瘍に対しての最適なPRPの性状が明らかになる
ことが望まれる．

参考文献

1) 山下明子ほか：PRPを用いた難治性潰瘍の治療.
形成外科．**59**：936-943，2016.
　Summary　我々の施設で施行した，難治性潰瘍
に対するPRPの使用について報告した．
2) 井上　肇：PRPの原理（基本知識）と調整法．形成
外科．**59**：923-935，2016.
　Summary　PRPの原理と調整方法の違いについ
て詳細に記載されている．
3) Fitzpatrick, J., et al.：Analysis of platelet-rich
plasma extraction. Orthop J Sports Med. **5**：
PMID 28210651, 2017.
　Summary　MAGELLAN™を含むPRP精製機4機
のPRP性状について記載されている．
4) Kazakos, K., et al.：The use of autologous platelet
gel as an aid in the management of acute
trauma wounds. Injury. **40**：801-805, 2009.
　Summary　急性創傷に対してPRPを投与し，治
癒期間が有意に短縮した．
5) Saad Setta, H., et al.：Platelet-rich plasma versus
platelet-poor plasma in the management of
chronic diabetic foot ulcers：a comparative
study. Int Wound J. **8**：307-312, 2011.
　Summary　糖尿病性足潰瘍に対するPRPを投与
が治癒期間を短縮させた．
6) Knighton, D. R., et al.：Stimulation of repair in

chronic, nonhealing, cutaneous ulcers using
platelet-derived wound healing formula. Surg
Gynecol Obstetrics. **170**：56-60, 1990.
　Summary　下肢慢性潰瘍に対してPRP投与を行
い，有意に上皮化率が上昇した．
7) Glover, J. L., et al.：A 4-year outcome-based
retrospective study of wound healing and limb
salvage in patients with chronic wounds. Adv
Wound Care. **10**：33-38, 1997.
　Summary　下肢の慢性潰瘍に対するPRP投与
は，治癒率を向上させ，救肢率を高めることが示
された．
8) Cooper, D. M., et al.：Determination of endoge-
nous cytokines in chronic wounds. Ann Surg.
219：688-692, 1994.
　Summary　慢性創傷で検出されたサイトカイン
の量は，急性創傷と比較して著明に低かった．
9) Moojen, D. J., et al.：Antimicrobial activity of
platelet-leukocyte gel against *Staphylococcus
aureus*. J Orthop Res. **26**：404-410, 2008.
　Summary　血小板-白血球ゲルは黄色ブドウ球菌
に対して，細菌数を減少させる効果があることを
報告した．
10) Assirelli, E., et al.：Effect of two different prepa-
rations of platelet-rich plasma on synoviocytes.
Knee Surg Sports Traumatol Authrosc. **23**：
2690-2703, 2015.
　Summary　白血球含有PRPには炎症性サイトカ
インが多く発現していた．
11) Fizpatrick, J., et al.：The effectiveness of plate-
let-rich plasma in the treatment of tendinopa-
thy：a meta-analysis of randomized controlled
clinical trials. Am J Sports Med. **45**：226-233,
2017.
　Summary　メタアナリシスで白血球含有PRPが
腱鞘炎に対して効果的であったと報告した．
12) Araya, N., et al.：Intra-articular injection of pure
platelet-rich plasma is the most effective for
joint pain by modulating synovial inflammation
and calcitonin gene-related peptide expression
in a rat arthritis model. Am J Sports Med. **48**：
2004-2012, 2020.
　Summary　ラット関節炎モデルにおいて，白血
球を含まないPRPが白血球含有PRPよりも除痛
効果があった．

PEPARS No.204：29-34, 2023

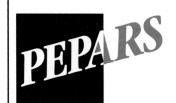

◆特集／多血小板血漿(PRP)の上手な使い方
褥瘡に対する PRP の使用

光井　俊人*

Key Words：褥瘡(pressure injury)，2回遠心分離法(double spin)，多血小板血漿(platelet-rich plasma；PRP)，サイトカイン(cytokine)，肉芽組織(granulation tissue)，局所治療(topical therapy)

Abstract　日本では，高齢化が進むとともに，慢性創傷の代表疾患である褥瘡に対して，予防や局所治療に注目した研究がなされている．褥瘡の局所治療は，軟膏や創傷被覆材を使用した保存的加療，局所陰圧閉鎖処置，手術加療などが挙げられる．我々は，局所治療の1つとして多血小板血漿(platelet-rich plasma；PRP)処置を施行している．難治性の褥瘡に対して PRP 処置の実際や経過について紹介する．PRP には，濃縮された血小板が豊富にあり，その中のα顆粒中には，創傷治癒を促進するサイトカインや，組織再生に対して効果的に作用するサイトカインを含んでいる．PRP の難治性の褥瘡に対する効果としては，これらのサイトカインを介した血管新生と良好な肉芽の増生が考えられる．この効果を期待し，我々は，PRP 療法を施行している．PRP 療法は，難治性の褥瘡に対する局所療法の1つのよい選択と考える．

はじめに

多血小板血漿(platelet-rich plasma；PRP)が慢性創傷に対して治癒を促進する[1]ことはよく報告されている．日本では，高齢化が進むとともに，慢性創傷の代表疾患である褥瘡に対して，予防や局所治療に注目した研究がなされている．褥瘡の局所治療は，軟膏や創傷被覆材を使用した保存的加療，局所陰圧閉鎖処置，手術加療などが挙げられる．しかし，高齢者の褥瘡では全身状態が悪かったり，除圧が十分にできる体位をとれなかったりと治療に難渋する症例を経験する．我々は，そのような褥瘡の症例に対して PRP を使用している．本稿では，褥瘡に対して実際に PRP を使用した症例を報告する．

* Toshihito MITSUI, 〒573-1191　枚方市新町2-3-1　関西医科大学附属病院形成外科，診療講師

方　法

今回紹介する症例は，PRP を使用する前に，トラフェルミン(遺伝子組み換え)を用いた局所保存的加療を 28 日以上行っても創部の収縮が得られない褥瘡症例を対象としたものである．つまり，28 日の間に適切な創管理を行い，創部の状態は，critical colonization[2]の状態もしくは，それより改善している状態で多血小板血漿処置を施行している．

我々の施設では，PRP を調整するために，医療機器製造販売承認を受けた製品である PRP キット Condensia®(京セラ株式会社)[3]を使用している．

PRP 作成手順と褥瘡に対しての使用方法を次に示す．

① 患者の静脈から抗凝固剤(クエン酸 Na)を含んだ状態の採血容器を用いて末梢血を約 20 mL または，40 mL 採取する．

② PRP は 2 回遠心分離法[4][5]を用いて調整している．1 回目の遠心分離で ① の過程で採取した

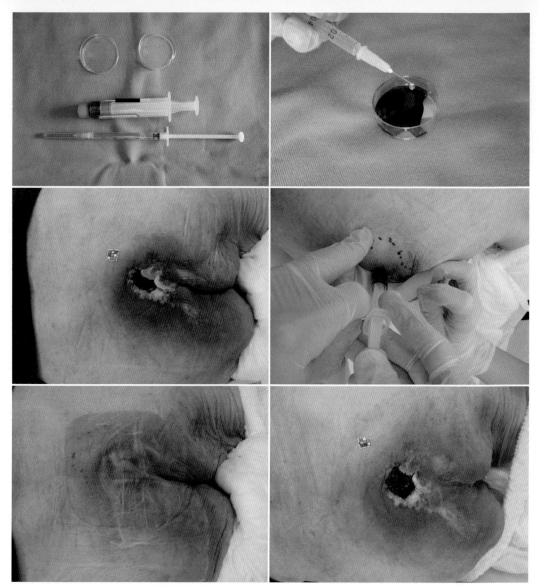

図 1.
a：作成された 2 mL の PRP（上）とアクティベーター（下）
b：PRP にアクティベーターを加えている．
c：仙骨部の褥瘡．創部を十分に洗浄したところ
d：被覆材で押さえながら PRP がこぼれないように，創部のポケット内に滴下，塗布している．
e：被覆材で被覆している．5 日間はこのまま被覆してこぼれる浸出液は拭うようにしている．
f：被覆材貼付後 5 日目に洗浄した創部を示す．処置前より肉芽は良好になっている．

a | b
c | d
e | f

全血を赤血球層と血漿層に分離する．分離した層の間に血小板が多く含まれるため，層の間より下 2, 3 mm までを吸引する．吸引した血漿を含んだシリンジを 2 回目の遠心で PPP(platelet poor plasma) と PRP に分離する（図 1）．20 mL の血液採取から約 2 mL の PRP が作成できる．

③ 作成された PRP を滅菌されたシャーレに移し，自己トロンビンと塩化カルシウム（アクティベーター）を加えることで活性化する[6]．活性化した PRP はゲル状になる．
④ 創部を水道水で十分に洗浄し，PRP を褥瘡・難治性潰瘍に塗布または滴下する．
⑤ PRP がこぼれないように創傷被覆材で創を被

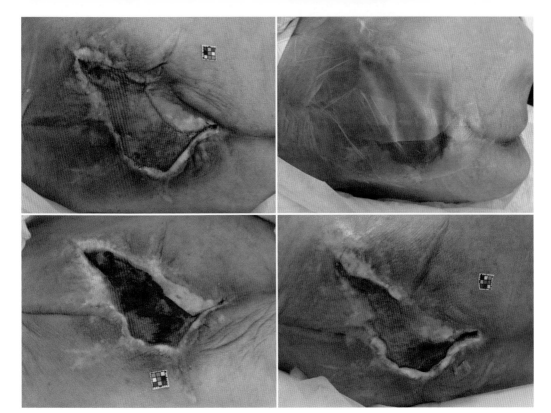

$\frac{a\,|\,b}{c\,|\,d}$

図 2. 症例 1
　a：仙骨部の褥瘡．大きさは 12.6 cm×7.5 cm で，肉芽は良好であった．
　b：創部に PRP を塗布し，被覆材で覆っている．
　c：PRP 処置後 6 日目に洗浄した創部を示す．処置前より肉芽は良好になっている．
　d：PRP 処置をしてから 1 か月後の創部の状態．創部は収縮し，周囲から上皮化が見
　　られる．

覆する．
⑥ 被覆材は，可能な限り 5～7 日間交換せずにそ
のまま貼付しておく．その際，滲出液が周囲か
ら漏れ出してくることがあるが，漏れ出してく
るものだけを拭き取るようにして被覆材はそ
のままとする．
⑦ 多血小板血漿処置を施行後 5～7 日目に被覆材
を除去し，創を洗浄する．洗浄した後の創はワ
セリンなどの軟膏塗布，ガーゼ保護の処置を毎
日施行してもらう．
⑧ 多血小板血漿処置施行後，3～4 週間目に創の大
きさや肉芽の状態を観察し，追加で多血小板血
漿処置を施行するかどうかを判断している．
　我々の施設では，多血小板血漿処置を 1 か月で
1 回ずつ施行し，ほとんどの症例で 2 回までの
施行としている．

症　例

　症例 1：78 歳，女性．仙骨部褥瘡（図 2）
　患者は，アルツハイマー型認知症が増悪したこ
とにより長期臥床を要する状態となった．自力で
の体位変換は不可能となり，仙骨部に褥瘡が生じ
た．仙骨部褥瘡に対して，トラフェルミン用いた局
所保存的加療を 28 日間施行したが創部は治癒し
なかった．褥瘡の大きさは 12.6 cm×7.5 cm で壊
死組織はなく，肉芽の状態は良好であった．20 mL
の採血を行って 2 mL の PRP を作成し，多血小板
血漿処置を施行した．処置施行後 6 日目で被覆材
を除去し，洗浄した．褥瘡の肉芽は多血小板血漿処
置を行う前よりもさらに良好になっているのが確
認できた．処置を施行して 1 か月後には，創部は
周囲から収縮していき 10 cm×4 cm まで収縮した．

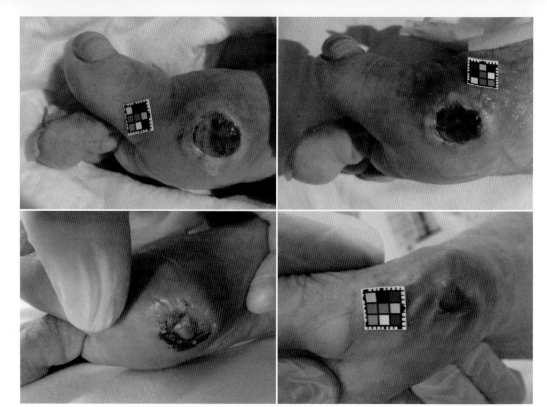

図 3. 症例 2

a	b
c	d

a：右足内側の褥瘡. 径 1.5 cm 大の褥瘡
b：PRP 処置後 7 日目に洗浄した創部を示す. 処置前より肉芽は良好になっている.
c：PRP 処置をしてから 1 か月後の創部の状態. この時に 2 回目の処置を行った.
d：1 回目の処置施行から 2 か月後の創部の状態. 上皮化が完了している.

症例 2：78 歳, 女性. 右足内側部褥瘡（図 3）

患者は, 廃用症候群で自力での体位変換が不可能となった. 既往に外反母趾を認めており, ベッド柵で右足内側骨突出部が圧迫されて褥瘡を生じた. 褥瘡は 1.5 cm×1.5 cm で骨膜上まで達していた. トラフェルミンによる治療を施行したところ, 肉芽組織の増生は確認できたが創部は収縮せず治癒しなかった. そのため多血小板血漿処置を施行した. 1 回目の多血小板血漿処置では, 2 mL の PRP を作成し, 処置を施行した. 処置後 7 日目の肉芽の状態は赤みを増していた. 1 回目の処置でかなり創は収縮したが, 治癒しないため 2 回目の処置を施行した. 2 回目の処置施行後 1 か月目で褥瘡は治癒した.

症例 3：57 歳, 男性. 左坐骨部褥瘡（図 4）

脊髄損傷のため対麻痺となり, 約 3 年前から坐骨部に褥瘡を認めていた. トラフェルミンによる治療を開始したが創部の収縮は認めなかった. 褥瘡は 3 cm×1 cm で, 坐骨に達し, ポケットは 4 cm×2 cm であった. 1 回のみ多血小板血漿処置を施行した. 2 mL の PRP を作成し, 処置を施行した. 1 か月後の褥瘡は 4 cm×2 cm と創の面積は広がったが, ポケットは 3 cm×1 cm と収縮を認めた. 創部の肉芽は赤みが増して, 引き締まってきている.

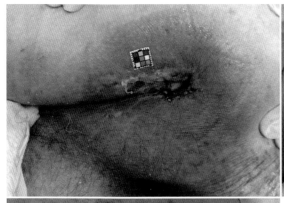
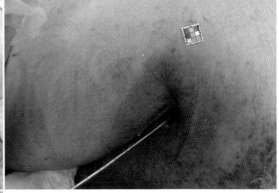
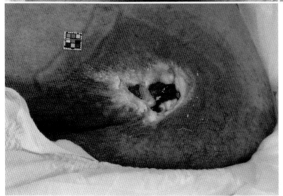

a | b
c |

図 4.
症例 4
a：坐骨部褥瘡．大きさは，3 cm×1 cm で，坐骨に
　達していた．
b：ポケットは 4 cm×2 cm であった．
c：PRP 処置後 1 か月目．創部の大きさは拡大した
　が，肉芽は良好となり，ポケットは小さくなってい
　る．

考　察

　慢性創傷の代表疾患である褥瘡に対する治療戦略は研究されてきており，著しい進歩を遂げてきている．近年，慢性創傷の局所治療では陰圧閉鎖療法が用いられることが多くなった．陰圧閉鎖療法の創傷に及ぼす効果として，創部と滲出液中の各種サイトカインの生成が重要な 1 つの因子として言及されており[7]，基礎研究も行われている[8]．

　慢性期の褥瘡の滲出液内のサイトカイン濃度は，急性創傷の滲出液内のサイトカイン濃度と比較すると大幅に低濃度であったとの報告がある[9]．一方では，褥瘡に対してサイトカインを補充すれば創傷治癒が促進されることが報告されていて[10]，サイトカイン療法の有効性が確認されている．

　PRP は，Marx らが下顎骨再建で腸骨の移植をする際に PRP を添加した方が，骨量が増大されると報告[11]して以来，歯科・口腔外科領域で骨再生医療に使用されるようになった．PRP 内の濃縮された血小板内には α 顆粒があり，その中には，創傷治癒を促進するサイトカインや，組織再生に対して効果的に作用するサイトカインを含んでいる[12]．そのため，慢性潰瘍や，腱損傷などの治療にも PRP が用いられるようになった．褥瘡に対しての PRP 療法はいわゆるサイトカイン療法であると考えられている[6][12]．PRP は，血管新生を強く誘導することが報告されていて[13]，このことは，創部の良性肉芽組織を形成するために有効に働いていると考える．良性肉芽組織を形成するためには，血管新生は必要不可欠な役割を担っているからである．PRP 療法の褥瘡に対しての効果は，創部の血管新生と肉芽の状態を改善することによる創傷治癒の促進であると考える．褥瘡の治療は，局所治療だけでなく，栄養状態の改善や全身状態の改善が必須となる．つまり，PRP 療法のみで必ず褥瘡が治癒するわけではないが，難治性の褥瘡に対する局所療法の 1 つのよい選択と考える．

まとめ

　褥瘡に対する実際の PRP の使用方法と症例に

ついて示した．それぞれの症例で創部の肉芽は多血小板血漿処置施行後には改善していた．難治性の褥瘡に対して，PRP 療法は，効果的な局所治療の 1 つと考える．

参考文献

1) Prabhu, R., et al.：Efficacy of homologous, platelet-rich plasma dressing in chronic non-healing ulcers：an observational study. Cureus. **10**(2)：e2145, 2018.
   Summary　PRP は安全で慢性創傷の治癒率を高めるという論文．
2) 立花隆夫：Critical colonization とは．臨皮．**63**(5)：42-46，2009.
   Summary　Critical colonization を説明し，wound bed preparation を目指した具体的な治療方針を示した論文．
3) Kushida, S., et al.：Platelet and growth factor concentrations in activated platelet-rich plasma：a comparison of seven commercial separation systems. J Artif Organs. **17**(2)：186-192, 2014.
   Summary　様々な PRP 作成キットを用いて PRP を作成し，それぞれの血小板濃度や増殖因子の濃度を比較した論文．
4) Kakudo, N., et al.：Proliferation-promoting effect of platelet-rich plasma on human adipose-derived stem cells and human dermal fibroblasts. Plast Reconstr Surg. **122**(5)：1352-1360, 2008.
   Summary　多血小板血漿は，ヒト脂肪由来幹細胞およびヒト皮膚線維芽細胞の増殖を促進することができると報告する論文．
5) Kakudo, N., et al.：Platelet-rich plasma：the importance of platelet separation and concentration. Plast Reconstr Surg. **123**(3)：1135-1136, 2019.
   Summary　PRP を作成する方法として，2 回遠心分離法により 7.9 倍の血小板濃縮率が得られることを報告しているレター．マルクスの著書を読むことが勧められている．
6) 楠本健司：PRP の調整原理．多血小板血漿(PRP)療法入門―キズ・潰瘍治療からしわの美容治療まで―．楠本健司編，全日本病院出版会，2010.
   Summary　PRP の基礎から作成方法，臨床応用をわかりやすく示した PRP 入門書．
7) 片平次郎ほか：【NPWT(陰圧閉鎖療法)を再考する！】NPWT のサイエンス update. PEPARS. **167**：1-9，2020.
   Summary　陰圧閉鎖療法(NPWT)の治療機序について考察された論文．
8) Fukui, M., et al.：Accelerated angiogenesis of human umbilical vein endothelial cells under negative pressure was associated with the regulation of gene expression involved in the proliferation and migration. Ann Plast Surg. **89**(6)：e51-e59, 2022.
   Summary　陰圧刺激が AKT シグナル伝達経路の活性化を介してヒト臍帯静脈内皮細胞(HUVECs)の増殖と移動を促進させることを示した論文．
9) Cooper, D. M., et al.：Determination of endogenous cytokines in chronic wounds. Ann Surg. **219**(6)：688-692, 1994.
   Summary　多孔性ビーズを用いて慢性創傷の滲出液中のサイトカインを収集し，その濃度を測定し，急性創傷で報告されているよりもはるかに低いことを示した論文．
10) Robson, M. C., et al.：Sequential cytokine therapy for pressure ulcers：clinical and mechanistic response. Ann Surg. **231**(4)：600-611, 2000.
   Summary　褥瘡に対して，GM-CSF や bFGF を投与して創治癒を比較した論文．
11) Marx, R. E., et al.：Platelet-rich plasma：Growth factor enhancement for bone grafts. Oral Surg Oral Med Oral Pathol Oral Radiol Endod. **85**(6)：638-646, 1998.
    Summary　海綿骨を下顎骨に移植する際に PRP を加えて骨形成が促進されたとする論文．
12) 楠本健司：多血小板血漿(PRP)による慢性潰瘍の治療．医学のあゆみ．**237**：141-145，2011.
    Summary　局所サイトカイン療法である PRP 療法による慢性創傷の治療法について説明し，今後の PRP 療法の展望を述べている論文．
13) Kakudo, N., et al.：Platelet-rich plasma releasate promotes angiogenesis in vitro and in vivo. Med Mol Morphol. **47**(2)：83-89, 2014.
    Summary　PRP-releasate は *in vitro* および *in vivo* で血管新生を誘導することを示した論文．

実践 脂肪注入術 —疾患治療から美容まで—

編集 水野 博司 （順天堂大学教授）

PEPARS No.198 2023 年 6 月号 定価 3,300 円（本体 3,000 円＋税）

脂肪注入の基礎知識から、手術の適応や脂肪の精製・手技の詳細を包括的に解説！
豊富なイラストや実際の手術例も充実です！！

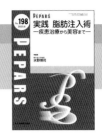

目次

- 脂肪移植に必要な脂肪組織の基礎知識
- 自家脂肪注入・移植の保険収載の現状と展望
- 注入脂肪組織の preparation 1：脂肪吸引
- 注入脂肪組織の preparation 2：分離精製
- 脂肪注入手技：基本手技とデバイス
- 乳房への脂肪注入術
- 脂肪注入による豊胸術
- 頭蓋顎顔面外科領域における脂肪注入術 ―マイクロファットグラフトとナノファットグラフトによる治療―
- 鼻咽腔閉鎖機能不全に対する自家脂肪注入術
- 脂肪注入術の合併症と対策

NPWT（陰圧閉鎖療法）の疾患別治療戦略

編集 田中 里佳 （順天堂大学教授）

PEPARS No.197 2023 年 5 月号 定価 3,300 円（本体 3,000 円＋税）

NPWT が使いにくい部位でもリークを起こさないコツなど、明日から使える tips が満載！

目次

- NPWT の現状と未来
- 重症感染創に対する NPWT 治療戦略と工夫―壊死性軟部組織感染症に対する持続洗浄を付加した NPWT（IW-CONPIT）の有効性―
- 術後合併症における NPWT 治療戦略とその工夫
- 頭頸部再建後の瘻孔や死腔における NPWT 治療戦略
- 胸部疾患に対する NPWT 治療戦略とその工夫
- 腹部疾患に対する NPWT 治療戦略とその工夫
- 褥瘡に対する NPWT 治療戦略とその工夫
- 救命救急センター搬送症例に対する NPWT の適応
- 足部潰瘍に対する NPWT 治療戦略
- 在宅診療における NPWT の治療戦略と工夫

あざの診断と長期的治療戦略

編集 河野 太郎 （東海大学教授）

PEPARS No.194 2023 年 2 月号 定価 3,300 円（本体 3,000 円＋税）

あざ（母斑）の長期的治療として、手術療法に加えてレーザー治療や薬物療法などの内科的治療についても解説！

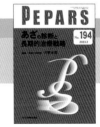

目次

《毛細血管奇形》
- 関連する症候群
- 体表の毛細血管奇形に対する治療戦略

《乳児血管腫》
- プロプラノロール内服療法
- レーザー治療とプロプラノロールの併用療法

《太田母斑》
- レーザー治療

《異所性蒙古斑》
- 経過観察とレーザー治療の利点と欠点を比較して

《扁平母斑》
- レーザー治療の現状と今後の治療戦略

《色素性母斑》
- 外科的治療戦略
- 色素性母斑に対するレーザー治療

- 発毛を伴うアザのレーザー治療

 全日本病院出版会 〒113-0033 東京都文京区本郷 3-16-4 Tel：03-5689-5989
www.zenniti.com Fax：03-5689-8030

PEPARS No.204：36-41, 2023

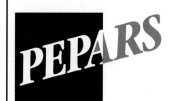

◆特集／多血小板血漿（PRP）の上手な使い方

唇顎口蓋裂に対する自己多血小板血漿／フィブリンの臨床応用

小林眞司[*1] 矢吹雄一郎[*2]

Key Words：多血小板血漿／フィブリン（platelet rich plasma；PRP/platelet rich fibrin；PRF），乳幼児（infant），口唇口蓋裂（cleft lip and palate）

Abstract 自己多血小板血漿（platelet rich plasma；PRP）は in vitro でヒト乳児骨膜細胞（human infant periosteum cells；hiPC）を増殖させながら，骨形成分化能を高めることが示唆された．
　しかし，片側口唇裂（unilateral cleft lip and alveolus；UCLA）患者の PRP と PRF の移植の効果を臨床的に評価した結果，PRP，自己多血小板フィブリン（platelet rich fibrin；PRF）およびコントロール群間で統計的有意性は認められなかった．

はじめに

　多血小板血漿／フィブリン（platelet rich plasma/fibrin；PRP/F）は，多くの医療分野で使用されており，硬組織に関しても1998年 Marx らによる骨移植における PRP の骨-形成促進能についての報告以来，インプラント治療や歯槽骨再生治療など臨床現場で盛んに行われている．唇顎口蓋裂に対する顎裂部骨移植術（secondary alveolar bone graft；SABG）においても，PRP/F の骨再生促進効果を示した報告は多数あるが，歯肉骨膜形成（gingivoperiosteoplasty；GPP）における報告はない[1]．GPP は，乳幼児期に骨移植をせずに顎裂部を直接閉鎖する方法として考案され，骨欠損部に骨形成を促進させることにより，SABG を回避することができるが，成功率は，50〜73％である[2)3]．
　今回，片側口唇裂（unilateral cleft lip and alveo-

lus；UCLA）患者のヒト乳児骨膜細胞（human infant periosteum cells；hiPC）に対する PRP の効果を in vitro で解析するとともに，UCLA 患者に対する PRP/F の効果を検討した．

対象と方法

　UCLA 患者から全血（5 mL）が採取された．PRP は，2段階遠心分離法にて行われ，1回目の遠心後にバフィーコート周囲を遠心分離し，底部の約1 mL を PRP とした（図1-a）[4]．2回目の遠心後の上清約1 mL を乏血小板血漿（platelet poor plasma；PPP）とした．作製条件を検討するために，1回目 300 G/10 min，2回目 1,500 G/10 min と1回目 900 G/10 min，2回目 2,100 G/10 min の2つのグループに分けて比較した．PRF は Dohan らによって記載された技術に従って，400 G，10 min 遠心分離する手順で行われた（図1-b）[5]．その後，全血，PRP，PPP の血小板，白血球，PDGF-BB，VEGF，TGF-β_1，TGF-β_2 濃度が測定された．
　hiPC の培養は，採取した粘骨膜組織を実体顕微鏡下で骨膜組織と粘膜組織に分離後，骨膜組織のみミンスし Glutamax, ascorbic acid, Antibiotic-Antimycotic, Fetal Bovine Serum（FBS）を添加

*1 Shinji KOBAYASHI，〒232-8555 横浜市南区六ツ川 2-138-4 神奈川県立こども医療センター形成外科，部長
*2 Yuichiro YABUKI，神奈川県立こども医療センター形成外科／横浜労災病院形成外科，副部長

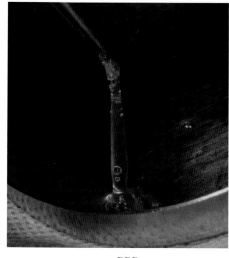

a．PRP

b．PRF

図 1．PRP/F の作製と移植

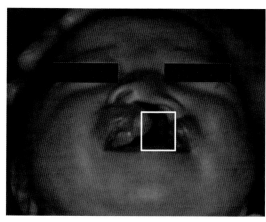

a｜b

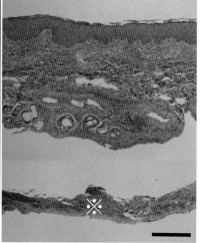

図 2．hiPC の分離と培養
a：UCLA 患者から粘骨膜を採取
b：分離された骨膜（※）．Scale bar：250 μm

した Dulbecco's Modified Eagle Medium で 37℃，5%CO$_2$ 下に行われた（図2）．hiPC は 24well プレートに播種し，FBS を含まない培地で 5%CO$_2$，37℃ で培養し，1% と 5%PRP，1% と 5% PPP，コントロールの 5 群に分けられ，増殖能と石灰化能の評価が行われた．

臨床面では，切歯孔まで骨欠損のある UCLA 患者に対して，口唇形成術時に PRP/F 移植を行った．PRP は Gelfoam®（Pfizer Inc, NY, USA）に播種後に移植され，PRP/F 移植なし群，PRP＋ゼラチンスポンジ移植群，PRF 移植群の 3 群に分けられた．

術後 5 年目に X 線撮影による Bergland 分類（BC）と CT による骨量評価が行われた[6)〜9)]．BC は，type 1：歯槽骨再建が正常な裂溝の完全骨化，type 2：歯間中隔の高さが正常の 3/4 以上，type 3：骨化が正常の 3/4 未満，type 4：骨化がブリッジに限られるか全くないものに分類された．骨量は CT スキャン（Aquilion One TSX-301C，キヤノンメディカルシステムズ株式会社，栃木，日本）にて GPP 直後と 5 歳時に行われた．CT 画像ソフトウェア（Ziostation2，バージョン 2.4.3.4 Ziosoft

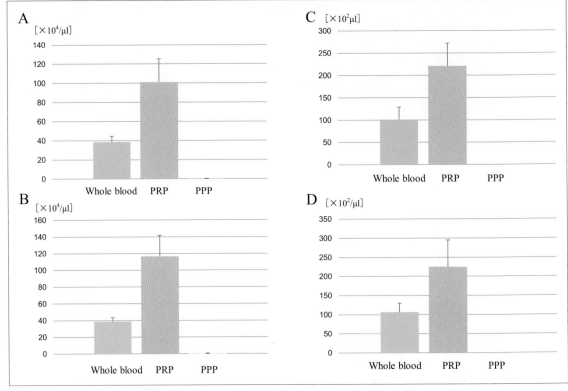

図 3. 回転数の違いによる全血・PRP・PPP 中の血小板と白血球の濃度
A：900 G＋2,100 G による血小板
B：300 G＋1,500 G による血小板
C：900 G＋2,100 G による白血球数
D：300 G＋1,500 G による白血球数

Inc., 東京)により，披裂側の骨形成率を披裂側の面積(仮想総骨面積－骨欠損面積)/披裂側の仮想総骨面積×100 と定義し測定した．本研究は，「再生医療等の安全性の確保等に関する法律」(再生医療等安全性確保法)下で，神奈川県立こども医療センターの倫理委員会により承認された．

結　果

1回目 300 G/10 min，2回目 1,500 G/10 min と 1回目 900 G/10 min，2回目 2,100 G/10 min の2つのグループに分けられ比較検討された結果，血小板濃度は後者がやや高かったが，白血球数は両者とも明らかな差がないことが判明した(図3)．

全血，PRP，PPP 中の血小板およびサイトカイン濃度に関しては，PRP では全血に比べ約2倍以上高かった(図4)．5%PRP 添加群が他のグループと比較して hiPC の増殖能および石灰化能が高いことがわかった(図5)．

UCLA を含む 56 例(移植なし群：17 例，PRP 移植群：23 例，PRF 移植群：16 例)が対象となり，全例とも感染などの不具合は認めなかった(図6)．BC の評価では，移植なし群が Type Ⅰ：6 (35.3%)，Type Ⅱ：7(41.2%)，Type Ⅲ：4 (23.5%)，Type Ⅳ：0(0.0%)，PRP 移植群が Type Ⅰ：11(47.8%)，Type Ⅱ：7(30.4%)，Type Ⅲ：5(21.7%)，Type Ⅳ：0(0.0%)，PRF 移植群が Type Ⅰ：14(87.5%)，Type Ⅱ：1 (6.3%)，Type Ⅲ：1(6.3%)，Type Ⅳ：0(0.0%) であった．PRF 移植群が，PRP 移植群，移植なし群の順で Type 1 が多かったが，術前後の披裂側の骨形成率は，3群間で有意な差は認められなかった．

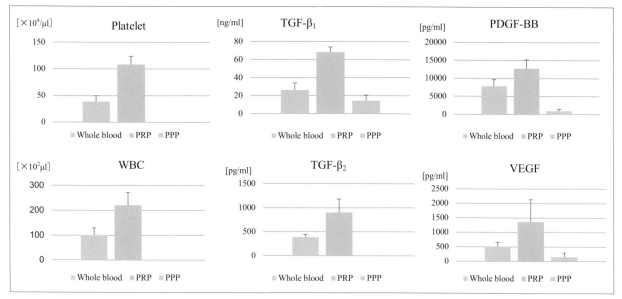

図 4. 全血・PRP・PPP 中の血小板，白血球，サイトカイン濃度

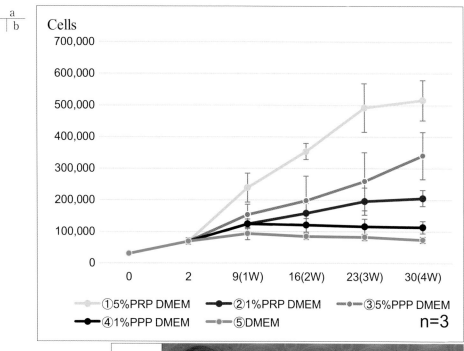

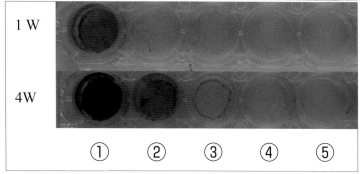

図 5.
PRP と PPP の hiPC の増殖能と石灰化
　　a：hiPC の FBS を含まない培地での
　　　増殖曲線
　　　① 5%PRP，② 1%PRP，③ 5%PPP，
　　　④ 1%PPP，⑤ negative control
　　b：hiPC の FBS を含まない培地での
　　　石灰化アッセイ

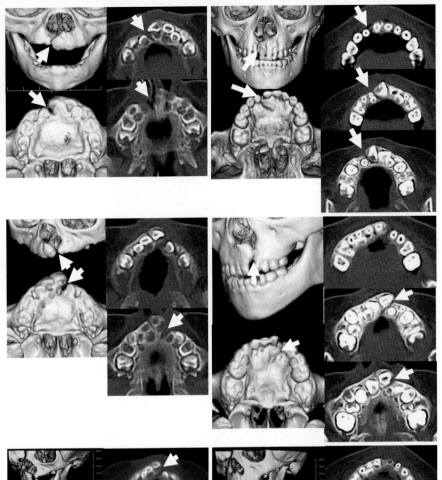

図 6.
CT による骨形成の評価
a：移植なし群．骨欠損(白矢印)を認めた.
b：移植なし群．骨欠損(白矢印)を認めた.
c：PRP 移植群．群骨欠損(白矢印)を認めた.
d：PRP 移植群．骨欠損(白矢印)を認めた.
e：PRF 移植群．骨欠損(白矢印)を認めた.
f：PRF 移植群．骨欠損を認めない.

考　察

　PRP は *in vitro* で hiPC を増殖させながら，石灰化能を高めることが示唆された.

　しかし，UCLA 患者の PRP と PRF の移植の効果を臨床的に評価した結果，PRP 群，PRF 群，コントロール群間で骨形成率において統計学的有意性は認められなかった.

　PRP には，骨再生に関係している TGF-β_1, β_2, PDGF，VEGF，BMP-2，などのサイトカインが含まれていることが報告されている．我々の結果からも PRP は，hiPCs に対して高い増殖性と石灰化能を示した.

　一方で，臨床的には，移植なし，PRP 移植，PRF 移植群の 3 群で統計的に有意差はなかった．この原因は，移植した PRP/F が溶け出してしま

い，長時間移植部位に留まらないためであると推測された．PRF は PRP よりも含有するサイトカインの放出が長時間に及び骨形成には有利に働くことが期待されたが，骨形成率において差はなかった．この問題を解決するためには，PRP/F を長期間徐放することができる新規の徐放化システムが必要であり，理想的には，PRF よりも長時間にわたって徐放化するシステムが望ましいと考えられた．

本研究は，症例数が少ないこと，乳児のために検体量が少量であること，PRF を形成するフィブリンネットワークを完全に除去することができないため正確な濃度を測定することは難しいことなどがあり，今後の課題であると考えられた．

結　論

PRP は *in vitro* で hiPC を増殖させながら，石灰化能を高めたが，臨床的には PRP/F の効果において統計的有意性は認められなかった．

参考文献

1) Chen, S., et al.：Assessment of bone formation after secondary alveolar bone grafting with and without platelet-rich plasma using computer-aided engineering techniques. J Craniofac Surg. **31**(2)：549-552, 2020.
2) Sato, Y., et al.：Success rate of gingivoperiosteoplasty with and without secondary bone grafts compared with secondary alveolar bone grafts alone. Plast Reconstr Surg. **121**：1356-1367, 2008.
3) Power, S. M., Matic, D. B.：Gingivoperiosteoplasty following alveolar molding with a Latham appliance versus secondary bone grafting：the effects on bone production and midfacial growth in patients with bilateral clefts. Plast Reconstr Surg. **124**：573-582, 2009.
4) Marx, R. E., et al.：Platelet-rich plasma. Growth factor enhancement for bone grafts. Oral Surg Oral Med Oral Path Oral Radiol Endod. **85**：638-646, 1998.
5) Dohan, D. M., et al.：Platelet-rich fibrin(PRF)：a second-generation platelet concentrate. Part I：technological concepts and evolution. Oral Surg Oral Med Oral Pathol Oral Radiol Endod. **101**：e37-e44, 2006.
6) Bergland, O., et al.：Elimination of the residual alveolar cleft by secondary bone grafting and subsequent orthodontic treatment. Cleft Palate J. **23**：175-205, 1986.
7) Meazzini, M. C., et al.：Alveolar bone formation in patients with unilateral and bilateral cleft lip and palate after early secondary gingivoalveoloplasty：long-term results. Plast Reconstr Surg. **119**：1527-1537, 2007.
8) Oberoi, S., et al.：Volumetric assessment of secondary alveolar bone grafting using cone beam computed tomography. Cleft Palate Craniofac J. **46**：503-511, 2009.
9) Shawky, H., Seifeldin, S. A.：Does platelet-rich fibrin enhance bone quality and quantity of alveolar cleft reconstruction?. Cleft Palate Craniofac J. **53**：597-606, 2016.

PEPARS

（ペパーズ）

No. 195
2023年増大号

顔面の美容外科
Basic & Advance

編集 朝日 林太郎 日本医科大学，講師

2023年3月発行　B5判　200頁
定価6,600円（本体6,000円＋税）

美容外科の“今”と“最先端”が見えてくる！
顔面の美容外科、押さえるべき“Basic”と、
最先端を走る今まさに“旬”の美容外科医が
実際に行っているAdvance techniqueが
もりだくさん！

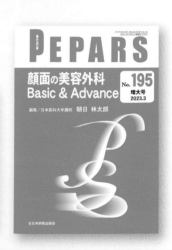

PEPARS
顔面の美容外科
Basic & Advance
No. 195
増大号
2023.3
編集／日本医科大学講師　朝日　林太郎
全日本病院出版会

目 次

さらに詳しい情報と
各論文のキーポイントはこちら！

全日本病院出版会　〒113-0033 東京都文京区本郷 3-16-4　Tel:03-5689-5989
http://www.zenniti.com　Fax:03-5689-8030

PEPARS No.204：43-51, 2023

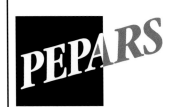

◆特集／多血小板血漿(PRP)の上手な使い方

PRP を用いた毛髪再生

瀧川　恵美*

Key Words：多血小板血漿(platelet-rich plasma)，凍結乾燥(freeze dry)，ドラッグデリバリーシステム(drug delivery system)，育毛治療(hair treatment)

Abstract　　多血小板血漿(platelet rich plasma；PRP)は1998年のMarxらの報告から様々な分野で臨床応用が進んだ．2006年に植毛術への応用が報告され，PRPの成長因子の効果によるものとされた．2011年の自験例からもPRPは毛髪の成長を促すという結果を得て，2014年から自費診療において育毛治療を行ってきた．さらに2021年からはPRPをフリーズドライ加工して得られた製品(PFC®/PFC-FD®/VFD®(セルソース株式会社))を使用して治療を行っている．今回は具体的な治療方法と代表的な症例を提示した．

　PRPの毛髪治療は，その濃縮された成長因子が局所投与により毛包とその周囲に直接働きかけ，毛包再生と頭皮の血流改善を促して効果を発揮すると考えている．さらにドラッグデリバリーシステム(drug delivery system；DDS)を併用することでその効果を高めることができる．PRPは性別に関わらず安全に使用できる有用な治療法であり，毛髪再生治療の一手段となることを期待する．

はじめに

　育毛治療は内服，外用，注射，手術(植毛など)と様々な治療が行われている．多血小板血漿(platelet rich plasma；PRP)は1998年のMarxらの報告[1]以来，様々な分野で臨床応用が進み，2006年Uebelらが PRP を植毛術に併用すると移植毛の生着率が向上することを報告した[2]．我々も *in vivo* での研究[3][4]やヒトに対する臨床実験[5]で毛髪への成長促進効果を確認し，2014年から自費診療で PRP を育毛治療に用いてきた．本稿では現在行っている育毛治療について，具体的な方法と代表的な症例を提示する．

PRP の毛周期への働き

　毛は毛周期を繰り返しており，成長期に毛母細胞が活発に分裂して毛が成長する．しかし退行期に入ると毛母細胞がアポトーシスを起こして毛の成長が止まり毛は脱落する．休止期では脂肪細胞や線維芽細胞，毛包幹細胞自体が産生する抑制因子により毛包幹細胞は休眠状態に保たれる[6]．毛周期の進行とともに新たな成長期への移行スイッチが入ると，毛包のバルジに存在する毛包幹細胞から細胞が供給され，毛球(毛母細胞，毛乳頭細胞，色素細胞)の再生が起こる．図1に毛周期に関わる成長因子をまとめた．PRPを被髪部位に局所投与することにより，休止期にある毛包は成長期に入り，成長期にある毛包はその期間が維持され，毛髪の成長が促進されていくものと考えている．

* Megumi TAKIKAWA，〒270-2232　松戸市和名ヶ谷1271　医療法人社団誠馨会　新東京病院・新東京クリニック形成外科・美容外科

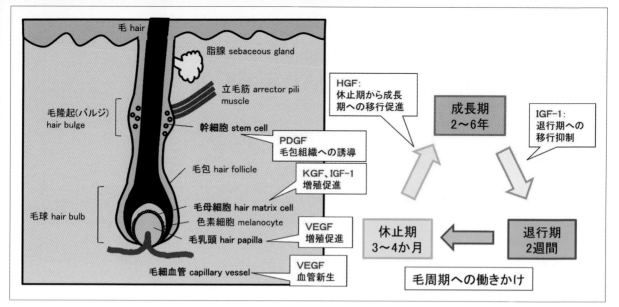

図 1. 成長因子の毛包, 毛周期への働き

成長期：毛母細胞が活発に分裂して毛が成長する. KGF, IGF-1 はその増殖を
　　　　促進する.
退行期：毛母細胞はアポトーシスを起こし毛の成長が止まる. IGF-1 は退行期
　　　　への移行を抑制する.
休止期：脂肪細胞や線維芽細胞, 毛包幹細胞自体が産生する抑制因子により毛
　　　　包幹細胞は休眠状態に保たれている. HGF は休止期から成長期への移
　　　　行を促進する. 成長期への移行のスイッチが入ると, 毛包幹細胞から
　　　　細胞が供給され, 毛球(毛母細胞, 毛乳頭細胞, 色素細胞)の再生が起
　　　　こるが, PDGF や VEGF がそれを促進する.

実際の方法

1. PRP の作成

　PRP 療法を自費で始めた当初は, 図 2 に示す CellRich®(京セラ株式会社, 現在の製品名は Condensia®)を用いて PRP を作成していた. この製品は PRP の調整をほぼ閉鎖系で行うことができ, 使用方法も簡便で使いやすい. 再生医療等安全性確保法に基づき, 特定細胞加工物製造の届出と再生医療等の提供計画の提出をして治療を行い, 定期報告を行っていた. 作成した PRP は注射での投与を簡便に行うため, 投与直前に凍結融解法を用いて活性化した.

　2021 年からは図 3 に示す PRP をフリーズドライ加工した PFC®/PFC-FD®/VFD®(セルソース株式会社)を用いて治療を行っている. これらの製品は作成の過程で無細胞化されており, 再生医療等安全性確保法の下での定期報告が必要ないため, 手続きが簡素化できるのがメリットである. PFC®/PFC-FD®/VFD® は図 1 に示した成長因子がすべて含まれており, 使用している実感としても PRP とほぼ同様の効果を持つと感じている. 本稿では PFC®/PFC-FD®/VFD® を用いた治療も PRP 療法として扱う.

　PFC® と PFC-FD® の違いはバイアルに封入される量の違いであり, PFC® はフリーズドライされた PRP 1 mL 相当が, PFC-FD® は 3 mL 相当が 1 バイアルに入っている. 1 回投与量がどの程度かで使い分けている. VFD® は PFC®/PFC-FD® と PRP の作成方法と活性化方法が異なる. もともと

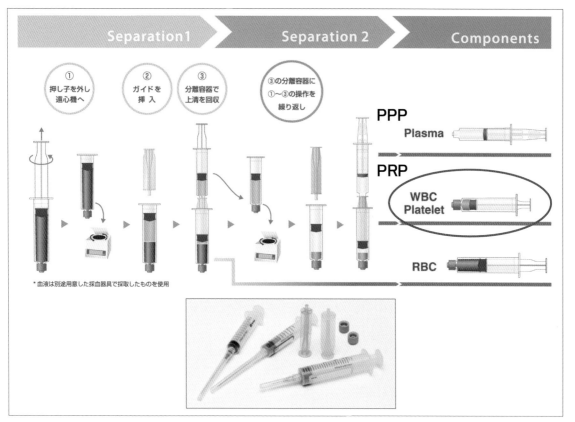

図 2. PRP の調製方法

CellRich®(現在は Condensia®)というキットを用いてダブルスピン法で調整する．クエン酸 Na を吸っておいた採取容器(シリンジ)に採血し，遠心分離機で 1 回目の遠心(600 G，7 分)をする．分離容器で buffy coat 含め上清を回収し，遠心分離機で 2 回目の遠心(2,000 G，5 分)をする．分離容器で必要量を残して上清(plasma, PPP)を回収する．出来上がった PRP はセラムチューブに入れ，凍結融解法にて活性化して使用する．

(画像提供：京セラ株式会社)

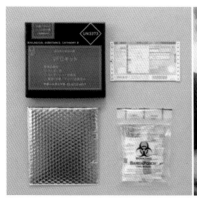
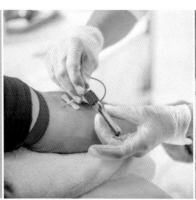
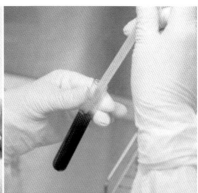
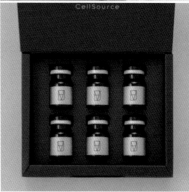

図 3.
PFC®/PFC-FD®/VFD® 作成の流れ
作成用キットを請求し準備する(写真のキットは VFD® 用)．キットを使用し患者から採血を実施する．6 mL 分の製品を作るために 1 キット使用する．採取した検体を送付し，セルソース内のラボで PRP を作成する．ダブルスピン法(1 回目は 280 G で 10 分，2 回目は 1,400 G，10 分)で作成した PRP を活性化，無細胞化し凍結乾燥させて製品が完成し，クリニックに配送される．製品は常温で 6 か月間保存可能であり，使用時に溶解して投与する．

(画像提供：セルソース株式会社)

表 1. PRP, PFC®, VFD® の違いのまとめ

	CellRich® (現 Condensia®)	PFC®/PFC-FD®	VFD®
採血量	40 mL (2 キット分)	50 mL	50 mL
1 次遠心	4℃	室温 (18~25℃)	室温 (18~25℃)
	600 G	280 G	280 G
	7 分	10 分	10 分
2 次遠心	4℃	室温 (18~25℃)	室温 (18~25℃)
	2,000 G	1,400 G	1,400 G
	5 分	10 分	10 分
活性法	凍結融解	塩化カルシウム	凍結融解
特徴	再生医療法適用	無細胞化	無細胞化
		フリーズドライ	フリーズドライ
	即日投与	長期保存可能	長期保存可能
	buffy coat 含む	buffy coat 含まない	buffy coat 含む

当院で使用していたPRPにより近いため,採用を変更した.表1にそれぞれの遠心条件,活性化方法や特徴についてまとめた.

2.ドラッグデリバリーシステムの調整

我々のPRP療法は成長因子の効果を高めるため,ドラッグデリバリーシステム(Drug delivery system;DDS)を併用している[3)~5)].DDSはダルテパリン(フラグミン®)とプロタミンを混和することで容易に作成できる.具体的にはそれぞれを7:3で混和するだけで得られる.当院ではダルテパリン0.7 mLにプロタミン0.3 mLを混和し,活性化したPRPまたは生食で溶解したPFC®/PFC-FD®/VFD® 5~6 mLに混ぜて使用している.

3.投与方法

1 mLロック付きシリンジにPRP/PFC®/PFC-FD®/VFD® とDDSの混合溶液を入れ,31 Gの3本針パスキン®または4本針クアトロン®を用いて皮内~皮下注射で投与する.気になる範囲になるべく万遍なく,1か所あたり0.025 mLを注射している.パスキン®は針の長さが1.5 mmまたは2.5 mmのものを使用していたが,クアトロン®は4

mmまで針の長さを自由に調整できるため,患者に応じて長さを調整して投与できる利点がある.投与時の除痛対策には,エムラ®クリーム外用やブロック注射を併用している.

4.投与間隔

活性化したPRPまたは溶解したPFC®/PFC-FD®/VFD® にDDSを加えた混合溶液を頭皮の気になる部位に,効果が確認できるまでは月1回程度,効果が確認できた後は2~3か月ごとの間隔で投与している.

症 例

2014年から治療を行った男性型脱毛症(AGA),びまん性脱毛症,円形脱毛症について,PRP/PFC®/PFC-FD® を使用した症例をそれぞれ示す.VFD® については移行したばかりであり,本稿執筆時点で提示できる症例写真はない.

症例1:53歳,男性.PRP(図4)

Hamilton Norwood分類でクラスⅣ~Ⅴの男性型脱毛(AGA)であり,内服は希望されずPRP療法のみを行った.3回投与後から肉眼的な改善を

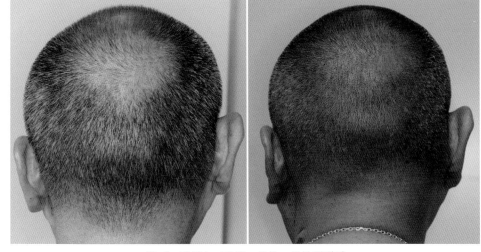

a|b

図 4. 症例 1：53 歳，男性．男性型脱毛
a：PRP 投与前：頭頂部の男性型脱毛症．薄毛の範囲に PRP 投与を行った．
b：PRP 投与 7 回終了後（治療開始 7 か月後）：改善効果を認める．

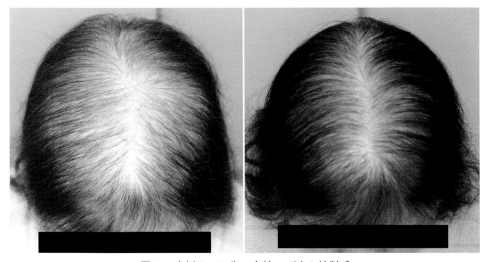

a|b

図 5. 症例 2：68 歳，女性．びまん性脱毛
a：PRP 投与前：頭頂部を中心としたびまん性脱毛．薄毛の範囲に PRP 投与
を行った．
b：PRP 投与 5 回終了後（治療開始 6 か月後）：患者が満足する改善が得られ，
治療終了した．

認めはじめ，7 回投与後には本人も満足する改善を認めた．11 回投与まで行い，以後はデュタステリド内服治療へ移行し PRP 療法は終了した．遠方からの来院であったため，内服開始以降は当院へは来院しなくなった．

症例 2：68 歳，女性．PRP（図 5）
Ludwig 分類でクラスⅢの脱毛であり，薄毛の気になる範囲に PRP 療法を行った．3 回投与後あたりから肉眼的な変化を認め始め，5 回投与 1 か月後に本人が満足する改善を認めた．その後は治療の継続を希望されず治療終了とした．併用療法は一時的にビタミン剤の内服を行った．

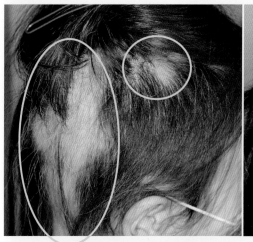
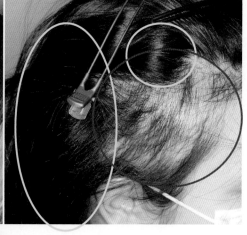
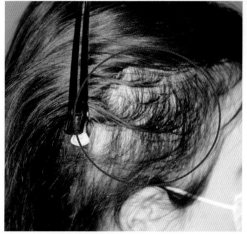

図 6.
症例3：45歳，女性．円形脱毛症
　a：PRP 投与前：右側頭部，後頭部の円形脱毛症．黄色の
　　範囲に PRP 投与を行った.
　b：PRP 投与3回終了後（治療開始4か月後）：治療部位は
　　毛髪の成長が認められ症状改善したが，右側頭部の別部
　　位（赤印）に円形脱毛症が新規出現し，PFC-FD® に変更
　　して治療継続した.
　c：PFC-FD® 投与2回終了後（治療開始3か月後）：脱毛
　　部分の改善が認められる.

症例3：45歳，女性．PRP，PFC-FD®（図6）
　通常型円形脱毛症の多発型（重症度 S2B0）であり，1〜2年周期で繰り返していた．過去に皮膚科でステロイド外用や注射，漢方内服などを行っていたが，今回は改善しないため当院に来院された．本人の強い希望で PRP 療法を開始した．脱毛斑部に PRP 投与を行い，3回投与後には治療部位の発毛を認めたが別部位に脱毛斑が出現した．ここから PFC-FD® 療法に変更し同様に治療を行い，2回投与後から発毛を認めた．現在は経過観察中である．

症例4：47歳，女性．PRP，PFC®（図7）
　Ludwig 分類でクラス I の脱毛であり，薄毛の気になる範囲に PRP 療法を行った．5回投与後から肉眼的な改善を認めた．以後，維持目的に1〜2か月おきの投与を行っていたが，新型コロナ感染症の影響で来院されず．その後約1年半ぶりに薄毛が気になってきたと来院し，PFC® 投与を開始した．3か月に1回のペースで治療を行い，PFC® 5回投与後には本人が満足する改善を認めた．維持目的で3〜4か月間隔で治療継続中である．

症例5：34歳，男性．PFC-FD®（図8）
　Hamilton Norwood 分類でクラス IV 〜 V の男性型脱毛（AGA）で，フィナステリド内服をしていたが満足する効果が得られず当院へ来院した．本人の強い希望で PFC-FD® 療法を開始した．3回投与後から肉眼的な改善を認めはじめ，7回投与後にはさらに改善を認め，進行を認めない．さらなる改善を目指し，治療継続中である．

考　察

　過去の研究で様々なサイトカインが上皮系毛包細胞や間葉系細胞に働きかけ，毛髪の成長と毛周期のレギュレーターとして毛包に働くことがわ

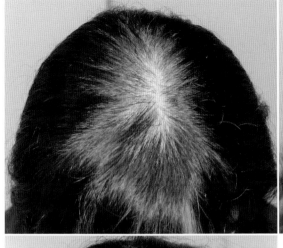
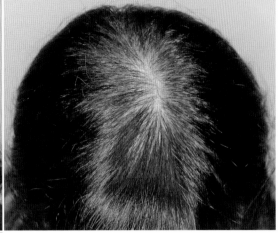
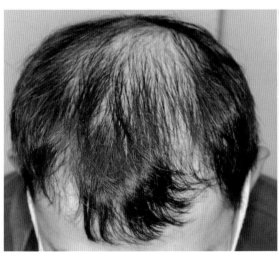

a | b
c |

図 7.
症例 4：47 歳，女性．びまん性脱毛
　a：PRP 投与前：頭頂部，分け目の薄毛が気になると来院．気になる範囲に PRP 投与を開始した．
　b：PRP 投与 5 回終了後（治療開始 3 か月後）：肉眼的な改善を認めたが，新型コロナ感染症の流行に伴い来院されず中断
　c：PFC® 投与 5 回終了後（治療再開後約 1 年後）：薄毛がまた気になってきたと約 1 年半ぶりに来院され，PFC® で治療再開した．本人が気にしない程度に維持できている．

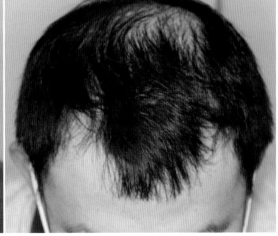

a | b

図 8. 症例 5：34 歳，男性．男性型脱毛
　a：PFC-FD® 投与前：前頭部〜頭頂部の男性型脱毛．薄毛の範囲に PFC-FD® 投与を行った．
　b：PFC-FD® 投与 7 回終了後（治療開始 8 か月後）：肉眼的な改善を認め，進行を認めない．

かってきている[7]~[11]．VEGF は結合組織性毛包に働き毛包組織を活性化させ，血管新生作用により毛包周囲の血流を改善させ，毛乳頭細胞にも働きその増殖を促す．成長期から退行期への移行時にはVEGFの減少が認められる．PDGF も毛乳頭細胞増殖作用を有し，毛包幹細胞の活性化にも関与していると言われ[12]，毛周期を休止期から成長期へ促す．この他，EGF，HGF，IGF-1，KGF は内外毛根鞘，毛幹，毛母細胞に働き，上皮系毛包細胞の分化・増殖を促進し，IGF-1 は成長期を維持するという報告[13]もある．TGG-β，FGF-5 は退行期への誘導に働く．PRP/PFC®/VFD®にはこのような毛周期のレギュレーターとなる増殖因子が多く含まれる．

AGA は，毛包周囲の血管網の退縮とデヒドロテストステロンによる成長期の短縮が認められ，毛が太く成長する前に抜け落ち，うぶ毛化（毛包のミニチュア化）することがその病態と言われている．びまん性脱毛は加齢などに伴う頭皮の血流不全により毛の成長に必要な栄養素が不足し，毛の細毛化，脱毛につながると考えられている．主な治療としてはミノキシジルの外用（男女とも可），フィナステリドやデュタステリドの内服（男性のみ），自家植毛術などがある．効果が得られるものが多い半面，女性に対する有効性は不明のものも多い．PRP は性差にかかわらず効果を認めており，女性への有効性もあると考えている．PRP はその成長因子により AGA のその病態そのものの改善を促していると考えるが，その病態を引き起こす男性ホルモンについては抑制しないため，男性であればフィナステリドやデュタステリドの併用でより治療効果が高まるものと思われる．

一方で円形脱毛症の病態は毛包を標的としたリンパ球による自己免疫病であるということが判明してきており，最近では重症例に JAK 阻害薬などの新しい治療法が保険適用となった．しかしながら，JAK 阻害薬は治療を中止すると症状が再燃するため，継続的な治療が必要となるが，薬の副作用の問題が生じることがある．自験例では重症の円形脱毛症では効果が出ない場合もあるが，PRP は毛髪の成長を直接促進させる効果で脱毛症の症状を改善させ，TGF-β や PDGF などの抗炎症作用を有する成長因子が円形脱毛症の病態を改善させる可能性もある．PRP は自己由来の物質であることから安全性も高く，我々の用いているダルテパリンとプロタミンからなる DDS はその薬物にアレルギーがある場合を除いては大きな副作用なく用いることができ，PRP-DDS は投与時の疼痛以外では，安全な治療法と考えている．薬の副作用が問題で治療薬を使用できない症例には試してみる価値があるものと考える．

社会的に薄毛治療のニーズが広がっているが，男女ともに安全に用いることのできる治療法は少ないため，PRP は性差なく安心して使用できる治療の1つになるものと考える．

まとめ

PRP はその濃縮された成長因子が局所投与により毛包とその周囲に直接働きかけ，毛包の再生と頭皮の血流改善を促すことで毛髪再生につながっていくと考える．さらに DDS を併用することでその効果を高めることができる．PRP は毛髪の成長と毛周期のレギュレーターとして働き，性別にかかわらず安全に使用できる有用な治療法であり，毛髪再生治療の中で大きな役割を担っていくことを期待する．

参考文献

1) Marx, R. E., et al.：Platelet-rich plasma：growth factor enhancement for bone grafts. Oral Surg Oral Med Oral Pathol Oral Radiol Endod. **85**：638-646, 1998.
2) Uebel, C. O., et al.：The role of platelet plasma growth factors in male pattern baldness surgery. Plast Reconstr Surg. **118**：1458-1466, 2006.
3) Takikawa, M, et al.：Enhancement of vascularization and granulation tissue formation by growth factors in human platelet-rich plasma-containing fragmin/protamine microparticles. J Biomed Mater Res B Appl Biomater. **97**：373-

380, 2011.

4）Takikawa, M, et al.：PRP & F/P MPs improved survival of dorsal paired pedicle skin flaps in rats. J Surg Res. **170**：e189-e196, 2011.

5）Takikawa, M., et al.：Enhanced effect of platelet-rich plasma containing a new carrier on hair growth. Dermatol Surg. **37**：1721-1729, 2011.

6）Hsu, Y. C., et al.：Dynamics between stem cells, niche, and progeny in the hair follicle. Cell. **144**：92-105, 2011.

7）Itami, S., et al.：Androgen induction of follicular epithelial cell growth is mediated via insulin-like growth factor-I from dermal papilla cells. Biochem Biophys Res Commun. **212**：988-994, 1995.

8）Guo, L., et al.：Keratinocyte growth factor is required for hair development but not for wound healing. Genes Dev. **10**：165-175, 1996.

9）Lachgar, S., et al.：Minoxidil upregulates the expression of vascular endothelial growth factor in human hair dermal papilla cells. Br J Dermatol. **138**：407-411, 1998.

10）Jindo, T., et al.：Local injection of hepatocyte growth factor/scatter factor（HGF/SF）alters cyclic growth of murine hair follicles. J Invest Dermatol. **110**：338-342, 1998.

11）Ozeki, M., Tabata, Y.：Promoted growth of murine hair follicles through controlled release of basic fibroblast growth factor. Tissue Eng. **8**：359-366, 2002.

12）Festa, E., et al.：Adipocyte lineage cells contribute to the skin stem cell niche to drive hair cycling. Cell. **146**：761-771, 2011.

13）Ahn, S. Y., et al.：Effect of IGF-I on hair growth is related to the anti-apoptotic effect of IGF-I and up-regulation of PDGF-A and PDGF-B. Ann Dermatol. **24**：26-31, 2012.

『しみの治療＜最新美容皮膚科学大系②＞』

総編集： 宮地良樹（京都大学名誉教授／静岡社会健康医学大学院大学学長）
宮田成章（みやた形成外科・皮ふクリニック院長）
専門編集： 河野太郎（東海大学医学部外科学系形成外科学教授）

しみは美容皮膚科での診療が多く，形成外科を受診する患者は少ないと思われるが，形成外科医にとっては無関心でいられない．出向や外勤先で美容外科を標榜，あるいはレーザー機器があれば，しみの治療も行わなければならない状況になる．顔面には加齢とともに多様なしみが生じるため，まず診断をつけ，疾患ごとに治療を考えることが重要である．筆者が大学病院で診察していた 35 年前と比較すると，治療も内服，外用，レーザー，光など選択肢も増え，特に機器の発展はめざましく，治療を提供するのに迷うことも多くなってきた．さらにしみの治療は，思ったとおりの結果が出ないこともあり，また合併症が起こった時の説明やトラブル対処に苦労することもある．

一方，ほくろの治療は形成外科でも非常に多いと思われる．ほくろはしみ以上に診断が重要であり，視診のみでなくダーモスコピーを使用し，悪性腫瘍との鑑別を行ったうえで治療方法を選択する．診断により，保険診療で外科的手術治療か組織生検をするのか，また自費診療でレーザーをはじめ美容的な切除になるかなど診断および患者の希望により決定する．いずれの場合もほくろ切除を行えば必ず何らかの形で瘢痕ができるので，その瘢痕をどのようにするか，形成外科医であれば，整容を第一に考え，目立たない瘢痕にするベストな方法を選択することが必要である．刺青も，形成外科で治療することが多く，外科的切除やレーザー治療などがあるが，特にレーザー治療に関しては，ピコ秒レーザーが出てから治療成績は格段に向上している．

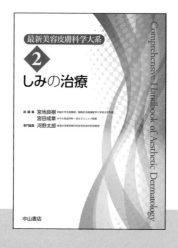

中山書店 B5 判 272 頁
2023 年 6 月発行
定価 27,500 円（本体 25,000 円+税）
ISBN 978-4-521-75012-5

われわれ形成外科医も美容皮膚科という学問をしっかりと学ぶ必要があるのではないだろうか．専門的な知識をいかに得るべきであろうか．

本書は，最新美容皮膚科学大系全 5 巻のうちの 2 巻目，形成外科でも診療することがある，しみ，ほくろおよび刺青の各論である．美容皮膚科のエビデンスを重視し，病態，診断から治療まで，基礎から実際の臨床まで網羅されている．カラー写真も多く，診療時の患者説明にも有用である．多数の形成外科医が執筆陣に加わっている本書は，美容皮膚科の知識を得るには最適な書籍であると言えよう．

湘南藤沢形成外科クリニック R 総院長
山下理絵

PEPARS No.204：53-61, 2023

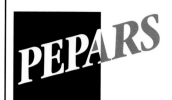

◆特集／多血小板血漿(PRP)の上手な使い方

美容医療における PRP の臨床

田中　里佳*

Key Words：肌質改善(skin rejuvenation)，育毛治療(hair rejuvenation)，美容医療(esthetic medicine)，アンチエイジング医療(anti-aging medicine)

Abstract　美容医療において多血小板血漿(PRP)療法は，自己の血液から採血だけで実施ができ，作成方法も簡便であり，安全かつ一定に有効性が報告されているため，近年皮膚再生や育毛治療として美容医療領域で盛んに行われている．PRP を単独で実施する方法と PRP にトラフェルミン(b-FGF 遺伝子組み換え製剤，商品名：フィブラスト® スプレー)を混合して使用する PRP-F 治療がある．PRP の成分や効果は個人差が大きく，結果にばらつきが生じることや長期効果の不確定性などが PRP 療法の課題である．Mode of action を十分に理解し，適切に実施することにより患者満足度の高い治療選択肢となるため，本稿においては美容医療領域で実施されているシワと肌質改善における PRP の臨床について紹介する．

はじめに

美容医療を受ける患者の動機は様々である．Amanda Maisel らは，美容医療を受けた 511 人を調査した多施設共同研究の結果で，外見的に美しくなりたいという動機とは別に身体の健康改善への期待(475 人中 253 人[53.3%])，心理社会的幸福感の追求(より幸福を感じ，自信を持ちたい思い)(467 人中 314 人[67.2%])，自分へのご褒美(463 人中 284 人[61.3%])，社会的地位やキャリアアップのため(476 人中 261 人[54.8%])などが美容医療を受ける動機として報告している[1]．

我が国においても多くの国民が美容医療を受けるようになっているがその動向は世界と少し違っている．日本美容外科学会(JSAPS)では調査委員会を立ち上げ，国内関連 4 学会の協力を得て，国内の美容医療実態調査(実施数調査を意味する)を行い，調査対象 2,872 件中 306 院より回答を得た．2021 年全美容施術数回収分の合計は，2,369,363 件(前年は 1,484,161 件)であった．その中で，外科的手術 273,143 件(11.5%：前年に比べ低下)に比較して非外科的施術 2,096,220 件(88.5%)(前年は，1,251,682 件，84.3%)であり，我が国においては，圧倒的に非外科的処置が多い．その内訳は顔面若返り関連が 799,484 件(33.7%)(前年 432,507 件，29.1%)と多く，その他(脱毛や再生医療など)が 678,272 件(28.6%)(前年 509,039 件，34.3%)であった．美容医療を目的とした PRP による再生治療は 2,530 件であり，前年の 2,109 件より増加している(日本美容外科学会(JSAPS)第 5 回全国美容医療実態調査 最終報告書 https://

* Rica TANAKA，〒113-8421　東京都文京区本郷 2-1-1　順天堂大学大学院医学研究科再生医学，主任教授／順天堂大学医学部形成外科学講座，教授／順天堂大学附属順天堂医院足の疾患センター，センター長／順天堂大学大学院難病の診断と治療研究センター／東京皮膚科・形成外科銀座院

www.jsaps.com/jsaps_explore_5.html).

　これらの結果を海外と比較すると我が国においては美容医療の中でも非外科的治療が多く，顔面の治療が中心となっている．また，2015年に再生医療等安全性確保法が施行されてから自由診療にて再生医療が数多く実施されるようになり美容医療の選択肢として普及してきている．その中でも多血小板血漿（platelet rich plasma；PRP）療法は，自己血液から分離されるため，採血だけで実施ができ，アレルギー，拒絶反応，感染，癌化などの副作用のリスクが少なく，美容医療において再生医療を簡便に実施できる手法となる．本稿では美容医療における顔面の若返り治療としてのPRP治療の臨床を紹介する．

皮膚の若返りを目的とした
PRP の Mode of Action

　PRP療法は血小板を活性化する場合としない場合が存在し，PRPに含まれる血小板のα顆粒から放出される血小板由来増殖因子（platelet-derived growth factor；PDGF），皮膚成長因子（epidermal growth factor；EGF），トランスフォーミング成長因子（transforming growth factor；TGF-β），血管内皮増殖因子（vascular endothelial growth factor；VEGF），インスリン用増殖因子（insulin-like growth factor；IGF）など多くの増殖因子を含んでいる．これらの複数のサイトカインの作用および相互作用により，線維芽細胞や表皮細胞，血管内皮細胞などの細胞が活性化され，それぞれの細胞の増殖・遊走により組織の修復が促進される[2]．

　PDGFが線維芽細胞に作用し，コラーゲンやエラスチンの生成が増加することで皮膚のハリと弾力を改善し，シワやタルミの改善が期待される．また，VEGFが中心となり血管内皮細胞の遊走・増殖で血管新生が活性化し皮膚組織全体の血流が改善することで肌質改善につながる．そのほか，抗炎症性サイトカインにより，皮膚の炎症環境を調節することで皮膚炎症により生じている皮膚老化の改善が期待できる．

　ヒト塩基性線維芽細胞増殖因子（b-FGF）に関しては，血小板顆粒内にほぼ含まれていないことが明らかになっているため，より多くの線維芽細胞増生を期待してPRPにトラフェルミン（b-FGF遺伝子組み換え製剤，商品名：フィブラスト® スプレー）を添加するPRP-F療法が臨床では実施されている[3]．PRP-F療法は単独のPRP療法に比べてふくらみを持たせたい部位に使用することでより高い効果が期待できるという報告があり実施されている．一方で合併症として，しこりなどを生じる可能性があり，日本美容外科学会（JSAPS）をはじめとした5学会合同の「美容医療診療指針（令和3年度改訂版）」では「行わないことを弱く推奨（提案）する」とされている．

PRP の適応

　ボツリヌストキシンの治療を必要とする表情シワ以外のシワ治療としてPRPとヒアルロン酸注入が治療選択肢となる．PRPはサイトカインなどが周囲の細胞に作用して効果が出現するまでに2週間〜1か月ほどかかるため，即効性は期待できない．そしてその効果は個人のPRPのサイトカインの量や活性によるため，すべての患者で一定の治療効果が得られないこと，修正や変化の程度の予測が難しいというデメリットがある．ヒアルロン酸注入のように注入直後の修正や変化が得られないため，治療直後の患者満足度が得られにくい．しかし，ヒアルロン酸注入は4〜6か月で効果が減弱し，しこりや血管閉塞などのリスクが認められるが，PRPの効果は数か月以上の持続が期待され，副作用などのリスクが少ないことがPRP療法のメリットである．PRP療法とヒアルロン酸両方の比較を図1にまとめた．

　PRP療法の美容医療への応用は2009年のCervelliらが脂肪とPRPを顔面への注入することでシワを治療したのが最初であると報告されている[5]．その後，我が国における顔の若返り治療としてPRPは顔の「シワ・タルミ」に対して有効性が

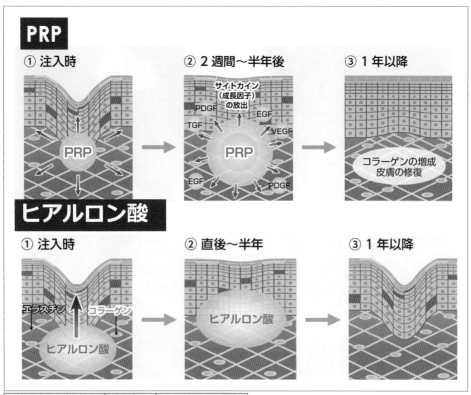

	PRP	ヒアルロン酸
持続効果	数か月〜	4〜6か月で消失
修正・変形作用	弱い	強い
副作用	ほぼなし	しこり，血管閉塞
効果出現までの時間	1か月〜	即時

図 1. シワの治療法．PRP とヒアルロン酸との比較
（株式会社ロートセルファクトリー東京より資料提供）

報告されている．顔の「シワ・タルミ」には眼囲や口囲に生じやすい“ちりめんジワ”（小ジワ），より深く固定したシワ（中ジワ），鼻唇溝や眉間，前額などの溝様のシワ（陥凹ジワ），表情に伴い目尻や眼囲，口囲に生じるシワ（表情シワ），軟部組織が緩んで顔全体や顔の1領域に生じる緩みと下垂（垂れジワ/タルミ）が存在する[4]．これらの中でも最も PRP の適応となるシワは眼囲や口囲に生じやすい“ちりめんジワ”（小ジワ）であり，陥凹ジワや垂れジワに関しては PRP 単独では十分な治療効果は得られない．下眼瞼のクマに関しては，深い陥凹は単独の PRP 治療や1度の PRP 投与では十分な効果が得られない場合はあるが，ヒアルロン酸注入に比べて自然な結果が得られるなどの利点があるため筆者らは PRP 療法を実施している．シ

ワの治療にはボツリヌストキシン注射，ヒアルロン酸注入などがあり，患者はどのシワにどの治療が適しているのかがわからないで治療を希望する場合が多いため，それぞれのメリットとデメリットを説明した上で治療を選択することが望ましい．表情シワとともに存在する小シワに関しては，ボツリヌストキシン注射を実施した後，2週間後に小シワに対して PRP を投与することで患者満足度が得られるケースが多い．PRP 治療は即効性がなく，注入後1か月後頃から効果が認められやすいため，治療の即効性を希望する患者には適応しない．深いシワに関しては，ヒアルロン酸注入と併用することで注入直後の変化を患者に感じてもらいやすく満足度も高いため，患者の希望を十分に問診することが重要である．

美容医療を目的とした自由診療下で実施するための手続き

2015年に再生医療等安全性確保法が施行され，細胞を用いた再生医療はこの法律に順守することが義務となった．本法律が対象とする再生医療はそのリスクに応じて3段階に区分され，第1種はiPS細胞や他家細胞等，第2種は体性幹細胞（骨髄，末梢血，脂肪由来），第3種は相同利用の場合の多血小板血漿（PRP）や免疫療法に用いる細胞などが含まれる．第1種と第2種は特定認定再生医療等委員会へ，第3種は認定再生医療等委員会へ審査を依頼し，その審査に関する認定委員会からの意見書を添えて再生医療等提供計画を厚生労働大臣へ提出し，受理されれば実施が可能となる．ただし，第1種の場合には再生医療等提供計画が受理されたのち，厚生労働大臣は法令が定める提供制限期間（基本90日）の間に厚生科学審議会へ意見を求め，必要に応じて変更などを命令する．PRPを美容目的で実施するためには本法律に基づいた手続きをとらなければ法律違反となり医師には刑罰が科せられる[6]．

PRPの作成方法

PRP治療は大きく2種類の分離分画方法がある．シングルスピン法は採血後の分離分画操作がワンステップでかつ閉鎖系で行える利点がある．一方，ダブルスピン法は，一部開放状態での操作を要求されるために，その清潔度の維持に施設環境が規定される必要があるが，濃度調整など，シングルスピン法には求めることのできない高純度血小板を得られる．

美容医療の現場ではPRP作成キットを用いて自クリニック内でPRPを作成する場合が多い．クリニックにより使用するキットは違うが，筆者はPRP作成キットとしてMyCells®（Kay-light社製，イスラエル）を使用することが多い．すべて滅菌され，包装されているので清潔操作が可能である．真空採血管と閉鎖環境での血小板回収が可能

であり，真空採血管にはゲルセパレーターと抗凝固剤であるACD-A液が内包されており2,000 G，7分の遠心分離を1回行うことで赤血球と顆粒球を分離した血漿を作成することが可能となる．シングルスピン法にて得られた血漿の上層部分の4〜5 ccを破棄し，残った血漿に血小板が含まれている．ほとんどの血小板はゲルセパレーター上近傍に存在することが後述する検証実験でもわかっているので，任意の量の血漿上清を破棄することにより，ある程度予想できる血小板濃度のPRPを作成可能である．筆者は現在5 mLのシリンジに18 G，10 cmの鈍針を付け血漿上清4〜4.5 mLを吸引破棄し，PRPを作成し治療に供している．PRPとして残った血漿を静かに吸引し，数回混和する．この操作は血小板塊を崩し，PRP内の血小板を均一にするために行う．その際に注意することは異物混入を避けるために決してゲルセパレーターに針先を触れさせないことである．できあがったPRPは1 mLシリンジに移し，32Gの注射針を付けて準備を終了する．この方法で，全血に比較して2.5〜5倍血小板濃度の高いPRPが作成可能となる（図2）．

自院でキットを使用してPRPを作成する方法以外に外注してPRPを作成する方法がある．自院でPRPを作成する場合には遠心機やクリーンベンチなどを準備し，再生医療等安全性確保法に基づいて特定細胞加工施設としての届け出を行う必要性がある．外注する場合は，その必要性はなくなるが，自院で作成するより外注費用がかかるデメリットがある．またPRPを採血当日に作成することができず，採血後にPRP製造受託業者に血液を郵送し，製造後にPRPをクリニックで受け取る必要がある．筆者らは株式会社ロートセルファクトリー東京（RCFT）細胞プロセシングセンターにて製造したPRPも使用している．RCFTではCell Processing Center（CPC）の無菌環境でPRPをダブルスピン法で製造している．無菌試験や品質試験などを実施したPRPを製造していることから安全性の高いPRPを患者に提供できる点が

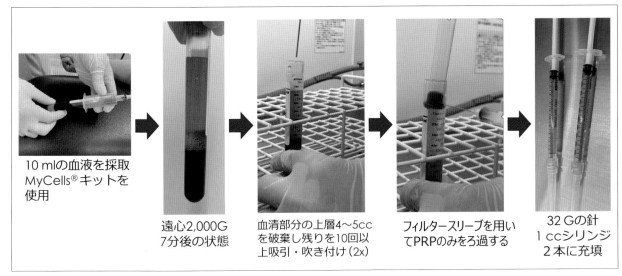

図 2. PRP 作成の流れ

10 mlの血液を採取
MyCells® キットを
使用

遠心2,000G
7分後の状態

血清部分の上層4〜5cc
を破棄し残りを10回以
上吸引・吹き付け(2x)

フィルタースリーブを用い
てPRPのみをろ過する

32 Gの針
1 ccシリンジ
2 本に充填

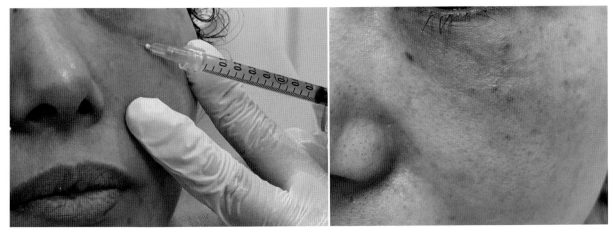

a | b

図 3. ナパージュ法による注入
　　a：下眼瞼のシワとクマへの注入
　　b：投与直後の様子. 投与部位に発赤を認めることが多く, 内出血を伴う
　　　ことがある.

RCFT を利用するメリットであると考える.

PRP 療法の実際

　本項では PRP 単独(b-FGF 非含有)使用につい
て紹介する.
　PRP 投与部位を決定したら, 注入部位に表面麻
酔薬を塗布する. 眼周りはペンレス®テープを使
用し, それ以外の部位はエムラ®クリームやリド
カインクリームを使用する. 投与部位により必要
な量のPRPを決定する. 筆者らは両側眼周りの小
ジワや下眼瞼のクマに対して多くの症例で PRP

を 2〜4 cc 使用している. シワの量やクマの状態
を鑑みて決定している. 麻酔を実施し患者の待ち
時間の間にPRPを作成する. シワやクマの改善を
目的とした場合にはナパージュ法を用いて投与し
ている. 顔全体の肌質改善を目的とする場合にお
いては, メソガンや水光注射を用いて顔全体の真
皮内に投与している.

1. PRP の注入法

　① ナパージュ法：皮内および皮下真皮内に1か
所 0.05 mL ずつ PRP を注入していく. シワの直
下や凹みが認められところに直接注入する(図3).

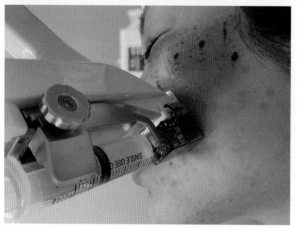

図 4. 肌質改善を目的とした注入方法. 水光注射

② メソガンや水光注射を用いて使用する方法

（図4）：顔全体の肌質（小ジワ，くすみ，質感など）の改善を目的とする場合には顔全体の皮膚の真皮内に深さ 1～2 mm の部位に PRP を投与できる水光注射やメソガンを利用する．浅く，細かく顔全体に投与することで，PRP が真皮内の線維芽細胞増生やコラーゲン産生に寄与し，肌の質感がよくなることが期待される．患者は肌に張り感が生まれ，艶感が認められる，しっとりするなどの表現にて効果を訴える．

③ レーザー治療や他治療との併用：Chang ら

は Ultra-pulsed fractional CO_2 レーザーと PRP を併用することでより高い肌質改善効果が得られたと報告している．具体的にはレーザー治療後に皮膚損傷部位に PRP を塗布することで創傷治癒を促進し肌質改善効果が期待できると報告している[7]．また，海外ではコンビネーション治療が主流となりシステマティックレビューの論文で 36 スタディー中 26 スタディーがヒアルロン酸，スレッド，その他成長因子，脂肪細胞，脂肪幹細胞などとのコンビネーション治療であった[8]．

2．注入後の注意点

治療後は注入部位に抗菌剤入り軟膏を塗布してガーゼなどはせず施術終了とする．術後は図3に示すような内出血が認められることがあり，2週間ほどは消えない可能性があることを患者に説明する．処置後24時間は，激しい運動，日光や高温

への長時間の曝露，飲酒は避けるよう指導する．一時的に，注入部位に発赤，腫脹，掻痒が起こり得ることを患者に説明する．その他，PRP を投与した部位は赤く発赤することが多いが，数時間から数日後に消失する．注入後は腫れが認められるため，効果がわかりにくいが，腫脹が取れると患者から効果がないとクレームを言われる可能性があるため，効果出現まで最低でも1か月はかかることを事前に説明しておくことが重要である．アフターケアとしては，紫外線予防と保湿を指導している．

PRP 使用による安全性と有効性

日本美容外科学会（JSAPS）の美容医療診療指針（令和3年度改訂版）において顔面のシワ・タルミに対する PRP 療法の有効性は推奨度2とし，比較的安全な治療であるとし，治療を希望する患者には行うことを弱く推奨すると記載されている[4]．また，PRP に b-FGF を添加して使用することに関しては推奨度2とし，先述した通り，安全性は保証できないとして，行わないことを弱く推奨すると記載している．b-FGF 添加により注入部位の硬結や膨隆などの合併症が報告されているため，適正使用ではないとしている[4]．

1．PRP 単独使用による効果

筆者は TKC 東京クリニックにおいては，MyCells® を用いて 2 mL～4 mL の PRP を作成し，顔面皮膚のシワ，下眼瞼のクマ，頰のくぼみに対して 2019 年 10 月～2020 年 8 月の 1 年間で実施した 28 件にアンケート調査を行った．89% の患者において治療目的に対する効果を感じることができたとの回答が得られている．合併症に関しては，発赤と皮下出血以外の症状を認めることなく，安全性に加え高い満足度と治療効果が得られている（図5）．症例を通して得られた知見としては，年齢が若い患者は治療回数が少なくても効果を認められやすく，年齢が高い患者の方が効果を認めるまで治療回数を重ねる必要があった．Elnehrawy らは 40 歳以下の患者の方が効果を認めたと報告

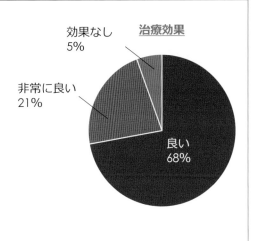

- ▶ 使用したPRPキット：**MyCells® PRP精製キット**
   (Kaylight Ltd. Ramat-Hasharon,Israel)
- ▶ 2019年10月〜2020年8月
- ▶ 男性6人　女性22人
- ▶ 平均年齢42.8歳　（23歳から71歳）
- ▶ 下眼瞼：19人　肌質改善：8人
   頬の凹み：1人
- ▶ 治療回数：1回投与14人、2回投与10人、3回投与3人、
   10回投与1人
- ▶ 治療後の副反応：一時的な皮下出血（直後〜2週間）、
   注射痕、発赤
- ▶ 治療効果14日〜6か月で見られる

（TKC東京クリニック実施症例）

治療効果

効果なし 5%
非常に良い 21%
良い 68%

図 5. PRP 単独使用における効果

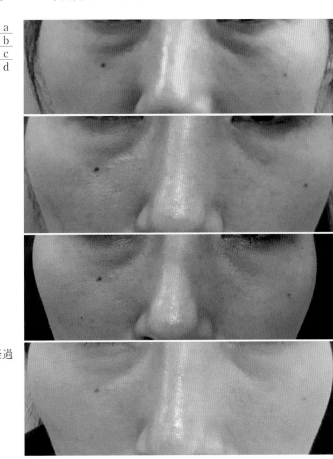

図 6.
40 代前半，女性
下眼瞼シワとクマに対する PRP 単独治療の経過
（ナパージュ法 1 回投与：合計 2 cc）
  a：PRP 単独治療前
  b：1 か月後
  c：3 か月後
  d：6 か月後

している[9]．PRP 単独投与の場合は PRP-F 実施症例[10]に比べて効果の程度が少ない印象はあるが，患者満足度が得られる眼囲と下眼瞼クマの改善が認められた．図6に40代前半の女性でPRPを左右1ccずつ合計2cc単回投与した症例を示す．写真ではわかりづらいほどのシワの改善ではあるが，下眼瞼のクマは投与3か月をピークに改善し，半年後においても治療前の所見に戻ることはなく治療効果は一定期間の持続が認められた．図7には70代前半の女性でPRPをナパージュ法にて左

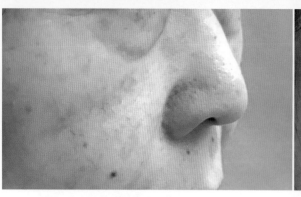 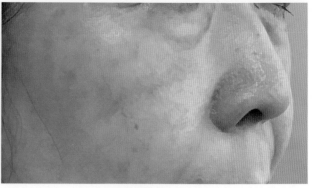

a．治療前　　　　　　　　　　　　　　　　b．治療後 1 年 8 か月

図 7．70 代前半，女性．下眼瞼シワとクマに対する PRP 単独治療の経過
（ナパージュ法，3 か月おきに合計 10 回投与）

右 1 cc ずつ合計 2 cc の投与を 3 か月おきに合計 10 回，PRP 投与を行った患者を示す．本症例は，1 回投与 3 か月目において治療効果が得られにくく，複数回重ねることにより患者満足度の高い治療効果が得られた．シワとクマの改善に合わせて肌質の改善とシミが薄くなるという結果が得られた．

効果の発現時期に関しては，各々の症例で異なるが，2 週間〜3 か月程度と考えている[9]．ただし，4〜6 か月[11]で満足できる効果を得たとの患者からの情報もあり現状は断定できていない．PRP は個人によるサイトカインの量や活性の程度が違うため，効果に個人差が大きいことを考慮して投与量や治療回数を症例に合わせて計画することで患者に満足してもらえる治療となる．PRP 注射による効果はいわゆるちりめんジワや小ジワの改善，軽度タルミの改善，皮膚の質感の改善であり，フィラーとしての効果は極めて低いと考える[12]．

本法を選択する場合，即時的治療効果は望めないため，患者への十分な informed consent と患者選択が重要になる．PRP には様々な製造方法があり，含まれるサイトカインの量に個人差があることから，投与される PRP の品質が一様でないことが，治療効果にばらつきが生じる一因であると考察される．また，b-FGF を併用することによりしこり等の合併症などの報告が散見されるためその使用については賛否がある．PRP の効果的な適切な調整濃度については具体的な数値が決められて

いないが，多くの論文報告から血小板濃縮度としては，1×10^6 platelets/μL 以上で 300〜700％濃縮されているものが推奨されている[8]．まだ様々な PRP 作成キットが販売されているがどのキットがよいのかなど，すべてのキットを比較検討した報告はない（国内外で販売されているものが違う）．そのためキットについてはコストパフォーマンスが高いものがクリニックで使用されている様子である．PRP 治療の一定の安全性は明らかになっているが，まだエビデンスレベルは低く，本治療の有効性を担保するためには PRP の効能効果を裏付ける品質基準の確立が必要であると考える．今後，更なる研究と臨床データに基づいた PRP 作成と治療プロトコールの確立が必要である．

まとめ

PRP は採血のみで実施でき，簡便に操作できるキットなども増え，低侵襲の治療であり，一定の効果も認められていることから老化皮膚改善の治療法として美容医療領域で普及している．しかし，PRP には様々な製造方法があり，含まれるサイトカインの量に個人差があることから，投与される PRP の品質が一様でないことが，治療効果にばらつきが生じる一因であると考察される．患者満足度の高い治療とするため，医師は PRP に対する知識を深め安全かつ有効に実施することが求められる．

参考文献

1) Maisel, A., et al. : Self-reported patient motivations for seeking cosmetic procedures. JAMA Dermatol. **154**(10) : 1167-1174, 2018.

2) 緒方寿夫ほか：【最新の創傷治療】多血小板血漿糊を利用した創傷治癒促進と scarless wound healing. PEPARS. **16** : 37-46, 2007.

3) 覚道奈津子ほか：【形成外科領域の臨床再生医学update】形成外科領域における多血小板血漿（PRP）療法の現状. PEPARS. **50** : 66-72, 2011.

4) 大慈弥裕之ほか：美容医療診療指針（令和3年度改訂版）. 日美外報. **44** : 69-170, 2022.

5) Cervelli, V., et al. : Application of platelet-rich plasma in plastic surgery : clinical and in vitro evaluation. Tissue Eng Part C Methods. **15**(4) : 625-634, 2009.

6) 藤井美樹, 田中里佳：【整形外科手術に活かす！創傷治療最新ストラテジー】創傷治療における再生医療. 臨床整形. **56**(12) : 1473-1478, 2021.

7) Chang, H. C., et al. : Efficacy of autologous platelet-rich plasma combined with ablative fractional carbon dioxide laser for acne scars : A systematic review and meta-analysis. Aesthet Surg J. **39**(7) : NP279-NP287, 2019.

8) Xiao, H., et al. : Platelet-rich plasma in facial rejuvenation : a systematic appraisal of the available clinical evidence. Clin Cosmet Investig Dermatol. **14** : 1697-1724, 2021.

9) Elnehrawy, N. Y., et al. : Assessment of the efficacy and safety of single platelet-rich plasma injection on different types and grades of facial wrinkles. J Cosmet Dermatol. **16**(1) : 103-111, 2017.

10) Kamakura, T., et al. : Platelet-rich plasma with basic fibroblast growth factor for treatment of wrinkles and depressed areas of the skin. Plast Reconstr Surg. **136**(5) : 931-939, 2015.

11) Alam, M., et al. : Effect of platelet-rich plasma injection for rejuvenation of photoaged facial skin : A randomized clinical trial. JAMA Dermatol. **154**(12) : 1447-1452, 2018.

12) 松田秀則, 久保田潤一郎：【口周辺の美容医療】口周囲の老化皮膚改善のための PRP 注入療法. 形成外科. **55**(12) : 1293-1301, 2012.

PEPARS　No.204：62-69，2023

◆特集／多血小板血漿（PRP）の上手な使い方

PRP＋bFGF 注射の後遺症治療

朝日林太郎*

Key Words：platelet-rich plasma；PRP，成長因子（growth factor），腫瘍（tumor），膨隆（swelling）

Abstract　　PRP＋bFGF 注射治療は，美容医療診療指針上では行なわないことが推奨される治療であり，比較的リスクが高い治療ではあるものの，十分な説明のないまま安易に治療を提供しているクリニックもいくつかあり，後遺症で悩んでいる患者も少なくない．後遺症は，境界が比較的明瞭で局所的な腫瘍（しこり）として触れるという訴えや，全体的な膨隆（膨らみ）として不満足を訴える場合が多い．これらに対する治療は，できるかぎり傷痕や周囲健常組織への影響を少なくして，しこりや膨らみを改善することが重要である．

　　明らかに触知できるしこりに関しては，ステロイド注射が有効であるという報告はあるが，皮膚の陥没や色素脱失が生じるケースもある．外科的治療を行う場合は，フェイスリフトやハムラ法による手術アプローチを行う場合が多い．明らかなしこりはないものの，全体に膨らんだ状態を改善したいという訴えもしばしばあり，このような場合はデプロドンプロピオン酸エステルプラスターの外用などの非外科的治療も選択肢になる．

はじめに

　PRP＋bFGF（basic fibroblast growth factor；bFGF）注射治療は，ヒト塩基性線維芽細胞増殖因子であるトラフェルミン（商品名：フィブラスト®スプレー，科研製薬）を PRP に添加することにより，組織の加齢性萎縮に対する改善や，下眼瞼のクマ治療，肌質の改善などに用いられている．鎌倉らの報告したプロトコールによると，自己血を遠心分離して抽出した PRP 1 mL に対しておよそ10〜20 μg の bFGF を添加して，ほうれい線やマリオネットライン，nasojugal groove や midcheek groove など様々な部位に，シワや凹みの状態に応じて注入していく（図1）[1]．注射された bFGF に添加された PRP は注入部位でゲル化して，生理的な

創傷治癒反応に類似したサイトカインネットワークを形成し，主に脂肪新生による組織の新生が生じるとされている[2]．

　治療の有効性や安全性に関しては，いくつかの症例集積研究なども行われている．治療の不満足の大半は over-correction ないし腫瘍の形成であり，その点に注意して経験ある医師が治療を行えば，患者満足度が高く合併症率も低い有用な治療法であるという報告がある[1〜3]．一方で，そもそも bFGF の注入投与については，安全性や有効性の検証は十分にされているとは言えず，またクリニックごとに様々な bFGF の混合濃度，注射方法で治療が行われているのが現状である．このため，不適切な治療により合併症が生じているケースもしばしば見られる．こうした背景から，現状では美容医療診療指針（令和3年度改訂版）においては，「行わないことを弱く推奨する」治療という位置づけになっている[4]．

＊　Rintaro ASAHI，〒113-8602　東京都文京区千駄木 1-1-5　日本医科大学形成外科学講座，講師

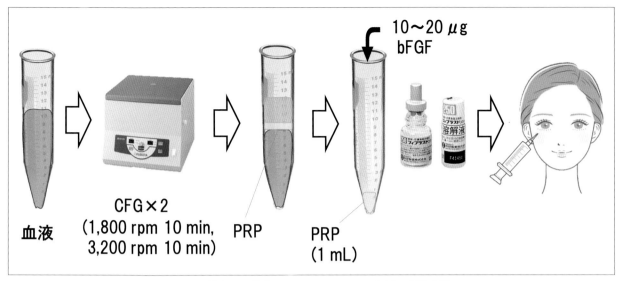

図 1. 鎌倉らの報告による PRP + bFGF 注射の調整方法

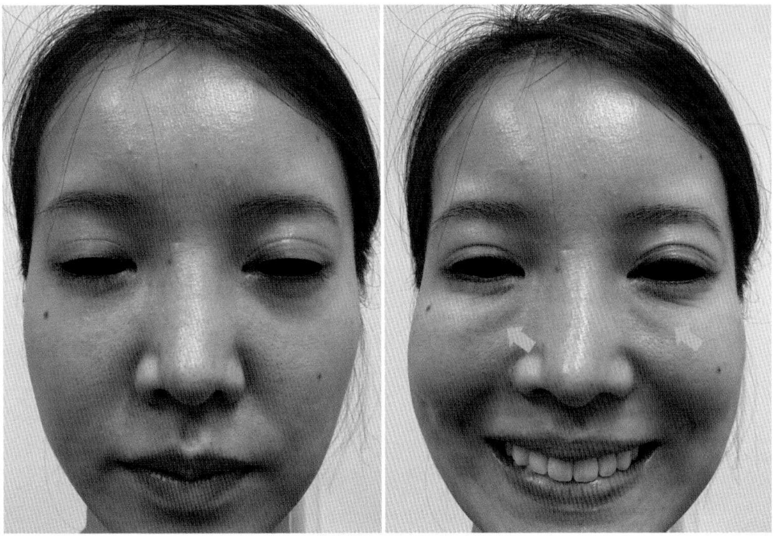

a | b

図 2.
笑った時に形成される下眼瞼内
側の不自然な膨らみ(黄矢印)

PRP＋bFGF 治療による合併症とその治療

　PRP + bFGF 治療後の合併症としては，治療後早期に生じる短期的な腫れや紅斑などは PRP 単独での治療と同様であるため，割愛する．中長期的な合併症として，注射部位において境界が比較的明瞭で局所的なしこり(腫瘤)を触れるという訴えや，下眼瞼や頬部，前額部などにおいては境界不明瞭で不自然な膨らみ(膨隆)として不満足を訴える場合が多く，これらが PRP + bFGF に特有の合併症であり，その大半を占める．特に下眼瞼や頬部などにおいては，笑った時など表情の変化に

より，しこりや膨らみが顕在化して気になるという訴えが多い(図 2)．

　PRP + bFGF 治療により腫瘤や膨隆が生じる原因や発生頻度，それらに対する有効な治療を示した文献的な報告も，現状ではほとんどない．医師それぞれの知見や経験に基づいた治療が行われており，外科的な切除や，脂肪溶解注射やトリアムシノロンアセトニド(ケナコルト®-A)，5-FU(フルオロウラシル)の局所注射などが行われている．ただし，注射による治療は侵襲度としては低く患者側としては受け入れやすいものであるが，周囲の健常組織にまで影響が及ぶことにより，逆に腫

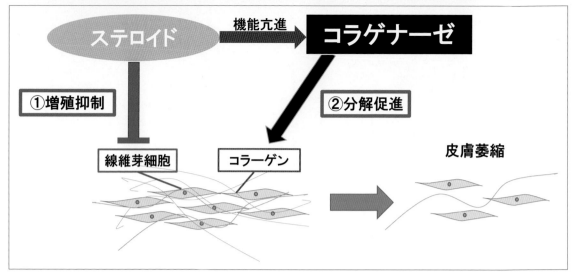

図 3. ステロイド注射による皮膚萎縮の原因
線維芽細胞に対しての増殖抑制作用とコラゲナーゼの機能亢進によるコラーゲン分解
促進作用により生じる.

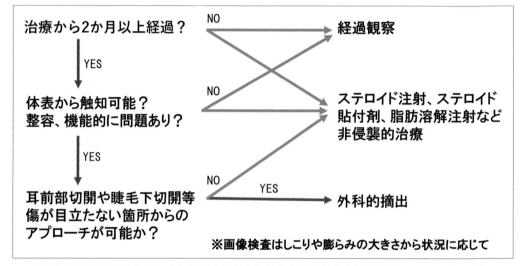

図 4. PRP＋bFGF 注射により腫瘤や膨隆が生じた症例に対する治療選択のフローチャート

瘤や膨らみが目立ったりする場合がある. 特にステロイドの局所注射に関しては, 線維芽細胞に対しての増殖抑制作用とコラゲナーゼの機能亢進によるコラーゲン分解促進作用のために皮膚の陥凹や菲薄化が生じるリスクが高いため, 合併症リスクを事前に伝えた上で, 極めて慎重に治療を行う必要がある(図3). また, 合併症治療は原則として自費診療として行われる場合が多いため, なるべくリスクが低くシンプルな方法で, 検査費用も含めて患者負担をいかに抑えた上で, 満足いく治

療結果を得ることができるかが重要である.
　我々の施設においては, PRP＋bFGF 注射により腫瘤や膨隆が生じた症例に対する治療は, 原則としては図4に示すようなフローチャートで検討している. 図に示すように, 少なくとも PRP＋bFGF 注射治療後1～2か月頃の早期に外科的に切除を行うようなケースはなく, 経過観察とするか, 明らかに不自然な膨らみなどを患者側が訴える場合などにおいては, 4倍程度に希釈したステロイド(ケナコルト®-A)を局所注射する場合があ

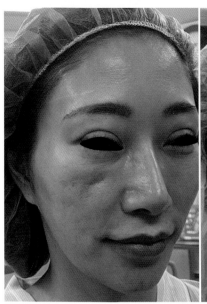
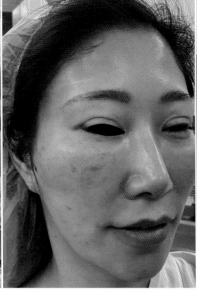
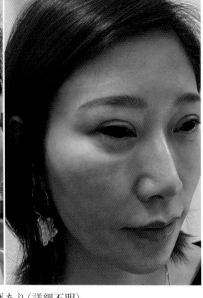

a|b|c 図 5. 54 歳, 女性. 過去に脂肪注入術など注入治療歴あり(詳細不明)
注入物の減量目的でステロイド局所注射を数回行ったが, 右頬部に皮膚陥凹を認めた
ため, 脂肪注入による治療を行った.
　a：初診時. 右頬部に陥凹を認める.
　b：脂肪注入による治療直後
　c：手術後 6 か月

る. 前述した通り, ステロイドや脂肪溶解注射などの注射による治療は, 侵襲度も低く患者さん側は受け入れやすいものの, 周囲皮膚組織の陥凹や色素脱失が生じることにより, かえって膨らみが目立つ場合や, 陥凹に対する治療を要するケースもあるため, 十分慎重に行う必要がある(図5).

　その他の非侵襲的な治療方法としては, デプロドンプロピオン酸エステルプラスター(商品名：エクラー® プラスター, 久光製薬)の外用により整容的に良好な変化と患者満足が得られる場合がある. 頬部などにおいて, 明らかなしこりは認めないものの, 全体に膨らんだ状態を改善したいという訴えも多くあり, このようなケースにおいて有用な場合がある. ただし, 顔面にエクラー® プラスターを使用する場合, 特に眼瞼周囲においては緑内障を誘発するリスクがあるため, 基本的には避けるべきである. また, その他部位においても, 緑内障をはじめ, ステロイドによる血管収縮, 色素脱失, 組織陥凹などに十分に注意しながら使用する必要がある.

　侵襲的な治療方法を選択する場合であるが,

PRP＋bFGF 注射後ある程度時間が経過しており, 比較的境界も明瞭な腫瘤で整容的な問題や疼痛, 違和感などの機能的な問題もあり, 瘢痕が目立たない部位からのアプローチが可能な部位の腫瘤においては, 外科的な切除のよい適応と考えている. 特に頬部や下眼瞼に関しては, ハムラ法の睫毛下縁切開によるアプローチや, フェイスリフトの耳前部切開によるアプローチで腫瘤を安全に摘出できる場合が多い. このような場合に, 同時に眼窩脂肪の再配置や SMAS 弁の挙上などを行い, rejuvenation 治療も同時に行うことで, 治療による患者満足度を向上させることができる.

　次章に具体的な症例と治療経過を示す.

症　例

1. 外科的摘出を行った症例

症例1：41 歳, 女性

　受診 5 年ほど前に PRP＋bFGF 療法を 1 回受けて, 頬部全体が腫脹した. 時間経過で全体の腫脹は改善したものの, 左頬部に径 15 mm 程度の硬結が残存したため治療目的に来院した(図6-a).

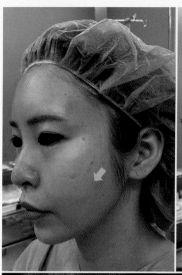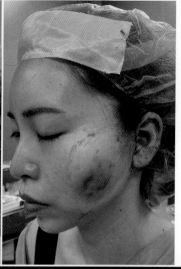

a | b
c
d

図 6.
症例1：41歳，女性．受診5年ほど前にPRP＋
bFGF療法後，左頬部に硬結が残存したため
耳前部切開よりアプローチして摘出した．
　a：初診時．左頬部に径15 mm程度の硬結
　　　あり（黄色矢印）
　b：術直後
　c：術前（左）と術後9か月の臨床像（中），
　　　3Dカメラ比較と容量解析（右）
　d：摘出した腫瘍の病理組織学的検査結
　　　果．HE染色像：線維脂肪組織が採取さ
　　　れている．脂肪組織は大小不同，異型紡
　　　錘形細胞や脂肪芽細胞は見られない．

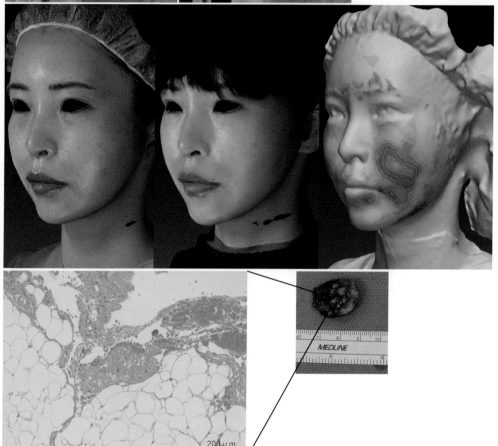

治療は耳前部を切開してフェイスリフトアプローチで行い，皮下SMAS上に境界が比較的明瞭な硬い腫瘍を確認して摘出した．同時にSMAS弁を挙上してLateral SMASectomyも行った（図6-b）．

手術により左頬部の硬結は改善しており，傷痕は目立たず，3Dカメラ（VECTRA® H1 ベクトラ・ハンディ；以下，ベクトラ）で術前後の状態を比較すると，腫瘍部分のボリューム改善とフェイスラインもすっきりとした変化が確認できた．（図6-c）．摘出した腫瘍の病理学的所見は，大小不同の脂肪組織を主体とした線維脂肪組織であった（図6-d）．

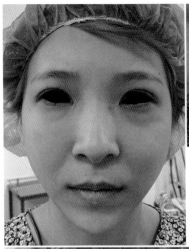
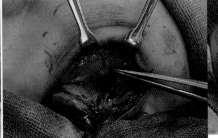
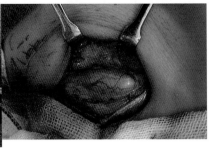

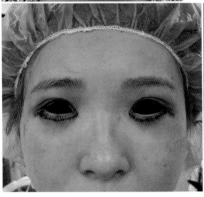
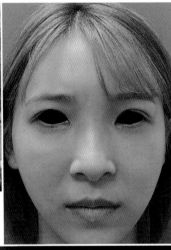

```
a | b
--+--
c | d
  e
```

図 7.
症例 2
　a：初診時
　b：術中写真（上段右下眼瞼，下
　　段左下眼瞼）
　c：術直後写真
　d：術後 5 か月
　e：術前と術後 1 週間の 3D カメ
　　ラ写真，および術前と術後 5 か
　　月の容量解析（左：術前，中：術
　　後 1 週間，右：容量変化）

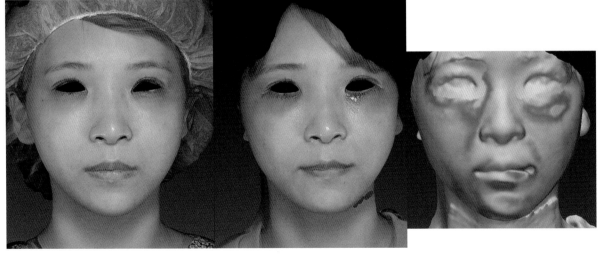

症例 2：32 歳，女性

　受診 3 年ほど前に PRP＋bFGF 療法を下眼瞼か
ら頬部にかけて数回受けて，両側下眼瞼部皮下に
硬結が残存したため治療目的に来院した（図7-a）．

　治療は睫毛下切開より硬結部位にアプローチし
て，皮膚，眼輪筋，眼窩隔膜，眼窩脂肪を丁寧に一層
一層剝離を行い，眼輪筋から眼窩隔膜前に局在し
た腫瘤の摘出を行った．同時に眼輪筋弁の吊り上
げ，眼窩隔膜の plication なども行った（図7-b, c）．

　治療により術直後軽度の下眼瞼外反症状が出た

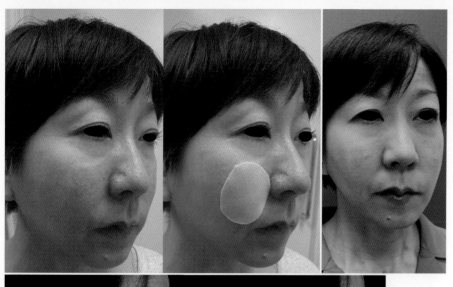

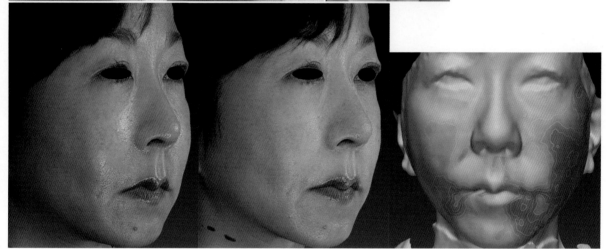

図 8.
症例 3
　　a：初診時. 膨隆部位に
　　　　エクラー®プラスター
　　　　貼付による治療を行っ
　　　　た.
　　b：治療後 3 か月
　　c：治療前（左）と治療後
　　　　3 か月の臨床像（中），
　　　　3D カメラ比較と容量
　　　　解析（右）

ものの保存加療にて改善が見られた. 下眼瞼の異
物除去の際には軽度の外反症状は術後ほぼ必発で
生じるため，患者に術前に十分説明しておく必要
がある. 術後 8 か月で下眼瞼の外反，凹凸は改善
しており，眼輪筋弁の吊り上げによる中顔面のリ
フト効果も得られている（図 7-d，e）.

2．非侵襲的治療を行った症例

症例 3：45 歳，女性

受診 1 年ほど前にほうれい線から頬部にかけて
PRP＋bFGF 療法を 1 回受けて，頬部全体が腫脹
し，改善を認めないため来院された（図 8-a）. 触
診上明らかな皮下の腫瘤は認めず，非外科的な治
療の適応としてエクラー®プラスターの外用によ
り治療を行った（図 8-a）. 治療開始 3 か月程度で

頬部の腫脹は改善を認めた（図 8-b）. ベクトラに
よる解析でも貼付部位のボリュームダウンを確認
することができた（図 8-c）.

症例 4：27 歳，男性

受診 1 年ほど前にほうれい線部位へ PRP＋
bFGF 療法を 1 回受けて，右頬部に腫瘤を認め来
院された（図 9-a）. 境界不明瞭な腫瘤であり，非
侵襲的治療を希望されたため，ケナコルト®-A 局
注による治療を行った. 4 倍に希釈したケナコル
ト®-A を腫瘤直下へ局注を 2 か月間隔で 3 回行い，
腫瘤は消退傾向を認めた. 周囲組織の色素脱失や
皮下組織の萎縮などの合併症は認めない（図 9-b）.

a | b

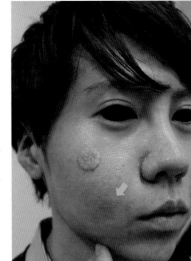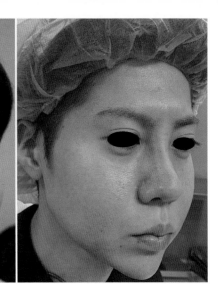

図 9.
症例4：27歳，男性
右頬部に境界不明瞭な腫瘤を認
め，非侵襲的治療を希望されたた
め，4倍に希釈したケナコルト®-
Aの腫瘤直下への局注を2か月間
隔で3回行った.
  a：治療前
  b：治療後

まとめ

　PRP＋bFGFによるしこり，ふくらみに対する
治療を示したが，眼窩下神経周囲などの周囲に境
界不明瞭な腫瘤が形成されたような場合など，し
ばしば外科的な切除も非侵襲的治療も適応が難し
く，治療に難渋する場合がある．また，ステロイ
ド注射などの治療により，さらにトラブルが生じ
ることもある．このため，まずは合併症を生じさ
せない初回治療が重要である．現状では美容医療
診療指針上では行わないことを弱く推奨する治療
であり，その適用はきわめて慎重であるべきと思
われる．また，治療を行う場合も，bFGFの配合
比などを厳密に調整することはもちろんであるが，控えめな変化を心がけ，できるかぎり腫瘍や
膨隆が生じない注入治療を心掛けるべきである．

参考文献

1) Kamakura, T., et al.：Platelet rich plasma with basic fibroblast growth factor for treatment of wrinkles and depressed areas of the skin. Plast Reconstr Surg. **136**(5)：931-939, 2015.
　Summary　成長因子含有PRP局注による皮膚の
　シワや陥凹の治療についての初めての報告論文
　である．治療の適応や成長因子の配合量などに関
　しても詳細な記載があり，まず通読するべき論文
　である．
2) 林　寛子：【PRPの現在と未来】PRPの特別な使
　い方　林式PRPF法と未来．美容皮膚医学
　BEAUTY．**3**(8)：40-49, 2020.
　Summary　PRPFを実際の臨床において合併症
　を起こさず安全に効果を出す工夫を示している.
3) 亀井康二ほか：口囲のしわに対するPRP＋bFGF
　治療．日美外報．**43**(1)：1-8, 2021.
4) 大慈弥裕之ほか：美容医療診療指針(令和3年度
　改訂版)．日美外報．**44**：69-170, 2022.
　Summary　美容医療診療指針は美容医療のガイ
　ドラインとしての役割がある．全ての美容医療に
　携わる医療者が本項目に関する記載のみならず
　しっかりと通読し，臨床において意識するべき内
　容が示されている.

PEPARS No.204：70-74, 2023

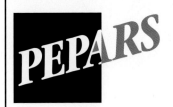

◆特集／多血小板血漿（PRP）の上手な使い方

美容医療診療指針における シワ・タルミに対する PRP 療法について

楠本　健司*

Key Words：多血小板血漿（platelet rich plasma；PRP），美容医療診療指針，シワ（wrinkle），タルミ（sagging）

Abstract　　美容医療診療指針の中の1項目として，"シワ・タルミに対する PRP 療法"が挙げられている．その項の令和3年度改訂第2版での構成は，基礎知識と「顔面のシワ・タルミに多血小板血漿（PRP）療法は有効か？」と「顔面のシワ・タルミにヒト塩基性線維芽細胞増殖因子（bFGF）添加多血小板血漿（PRP）療法は有効か？」の2つの CQ から成っている．
　この2つの CQ の初版から改訂第2版への主な改訂点として，① 基礎知識の中への非臨床研究の採用，② 合併症のまとめ，③ 重大な合併症の追加，④ 解説文への策定担当委員による決定過程の追加を中心に説明した．さらに，これらと関連する美容医療で期待される再生医療の1つの PRP 療法の原理，PRP が応用される美容医療における種々の課題について概説し，最後に美容医療診療指針の意義と利用について言及した．

はじめに

　多血小板血漿（PRP）療法は，医療の中で多くの治療で応用されているが，中でもシワ・タルミに対する PRP 療法が，当初美容医療の領域で一気に世界中に敷衍した再生医療である．現在，再生医療等安全性確保法の対象の中で，届け出件数や施術で多数を占める期待される手法である．令和元年に美容医療診療指針が作成され[1]，その1項目として"シワ・タルミに対する PRP"が取り上げられ，まとめられた．令和3年に改訂第2版が発行されたが[2]，この主な改訂点を中心に，PRP 療法の原理や課題，美容医療の背景，診療指針の意義と利用などについて述べる．

─────────────
* Kenji KUSUMOTO，〒541-0044　大阪市中央区伏見町 4-3-1 スマートカーサ伏見町 2F　くすもと形成外科クリニック，院長

PRP 療法とシワ・タルミ治療における課題

　多血小板血漿（platelet-rich plasma；PRP）とは，肘静脈などから全血を採取し，遠心分離により血小板を濃縮した血漿液を呼ぶ．これを活性化する，あるいは投与する局所で活性化されることにより血小板が内包する多種の細胞成長因子（PDGF，TGF-β，VEGF，EGF など）が放出され，細胞増殖や組織再生を導く治療法を PRP 療法と呼ぶ．この PRP 療法は，ヒトに備わった創傷治癒の機序を，治療として目的的局所の改善に応用する方法であり，自己の血液を使用することから安全，安心でもあり，理想的な治療法とも言える．一方，元来個人ごとの血中血小板数は異なっており，調製過程でさらに血小板数の差を生じ，調製された PRP は均一ではなく，同じ個人でも採血の時期が異なると血小板数が異なり投与する PRP も同じではないことも認識しておく必要がある[3]．
　シワやタルミには，前述の多種多量の細胞成長

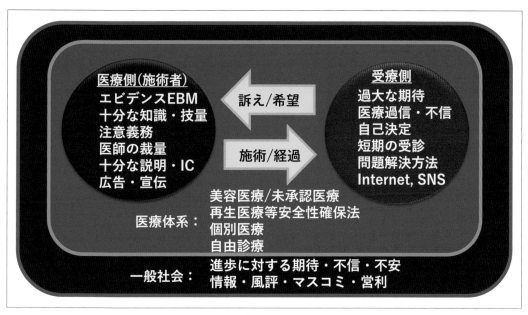

図 1. 美容医療の背景

因子が真皮，皮下脂肪，脂肪間質，表情筋，靭帯などに作用し，線維芽細胞などの細胞が増生し，真皮の厚みの増大やハリを導くことでの効果を目指す．均一でない PRP を種々の注入法により異なる性状の皮膚や皮下脂肪層，表情筋などに作用した結果である症状改善も必ずしも同じではないことも 1 つの課題でもある．

美容医療の背景（図 1）

美容医療は，一般的な健常な状態からさらに整容的によりよくなりたいと希望する受療者に対して，医療側がこの期待が実現されるように種々の医療手技や機器で治療する自由診療の治療体系である．美しくなりたいという希望から受療者は治療結果に過大な期待を持つことが多い．その期待に反し，治療結果が受療者にとって期待する肌質やイメージ，形態と異なったり，想定していない合併症を生じたり，受療者側にとって常に満足のいく結果に至らないこともあり，美容医療への不信を生じることにもなる．受診したり治療を受けることや治療を中止することも受療者の自己決定の意向が発端となり，医療側からの必要とする指導が守られなかったり，長期の治療経過を診ることができないこともある．一部の医療側の誇大広告やチャンピオン症例の提示などが一因になることもあるが，受療者がインターネットや SNS，世間の風評などで過度の目標設定や思い込みを生じていることもある．美容医療では，診療や治療が個別医療として実施されていることが多く，診療や治療の内容が客観的に評価されることが少ない．医療側は，診療指針などのエビデンスを基盤として，一般医療以上に十分な説明を行い IC とともに医療側，受療側に一致した目指すものとリスクの理解を共有することが重要であろう．また，美容医療の中でも，近年脚光を浴びている再生医療に対しても"新規医療"としての期待が大きいものの，均一な方法や調製物での施術，長期の経過観察，客観的な評価や質の高い検討が未だ十分とは言えない治療法が多いことから，安定した結果が得られないこともある．望まない結果を生じないために，医療側，受療側双方の一層の認識の改善がなされ，常に安全，安心でハッピーな医療が実現されることが期待される．

美容医療診療指針作成のながれ

美容医療診療指針作成事業は[1]，令和元年度厚生労働科学特別研究事業の令和元年度厚労科研「美容医療における合併症の実態調査と診療指針

表 1. 第 1 版での「シワ・タルミに対しての PRP 療法」

CQ2-5-1　顔面のシワとタルミに対する多血小板血漿(PRP)療法の効果と合併症は？

推奨度　2(治療を希望する患者には，行うことを弱く推奨する)

推奨文　顔面のシワとタルミに対して，PRP 単独療法の効果は 50%未満であるが，重篤な合併症はなく比較的安全な治療である．PRP 単独療法は弱く推奨される．

有効性・安全性・承認状況

　有効性：あり

　安全性：比較的安全な治療である．

　承認状況：未承認．再生医療等安全性確保法(再生医療法)第三種の届け出を要する．

　エビデンス：A；4，B；3，C；18

CQ2-5-2　顔面のシワとタルミに対するヒト塩基性線維芽細胞増殖因子(bFGF)添加多血小板血漿(PRP)療法の効果と合併症は？

推奨度　2(行わないことを弱く推奨する)

推奨文　bFGF(トラフェルミン)を添加した自家由来 PRP の注入療法は安易には勧められない．注入部の硬結や膨隆などの合併症の報告も多く，bFGF の注入投与は適正使用とは言えない．

有効性・安全性・承認状況

　有効性：あり

　安全性：安全性を保証できない．

　承認状況：未承認(適応外使用)

　エビデンス：A；0，B；0，C；5

(文献 1：美容医療診療指針(令和元年度厚生労働科学特別研究事業)．日美外報．42：34-39，2020．より引用)

の作成」の令和元年度の分担研究として，研究代表者大慈弥 裕之委員長(当時：福岡大学形成外科学教授，現：NPO 法人 自由が丘アカデミー代表理事)を筆頭とし，日本美容外科学会(JSAPS)と日本美容皮膚科学会(JSAD)，およびそれぞれの基盤学会である日本形成外科学会(JSPRS)と日本皮膚科学会(JDA)，さらに，日本美容外科学会(JSAS)と公益社団法人日本美容医療協会(JAAM)が初めて合同で進めた画期的な研究事業である．美容医療による合併症の実態を把握し，安全な美容医療を適用するための診療指針づくりを研究の目的とし，大慈弥委員長とコアメンバーの下に美容医療関連 5 学会から推薦された診療指針作成委員により進められた．

美容医療診療指針初版の内容項目は，顔面若返り治療の関連 6 項目，乳房増大術 2 項目の合計 8 項目が設定され，それぞれ美容医療を施術する医師が共有すべき内容としての基礎知識を前文とし，クリニカルクエスチョン(CQ)，推奨度，推奨文，エビデンスレベルの構成とされた．

シワ・タルミに対する PRP 療法の項目の診療指針作成委員は，飯尾礼美，鎌倉達郎，楠本健司，林　寛子，水野博司，矢永博子(五十音順)の 6 名で，分担して文献収集とまとめを進めた．初版な

らびに令和 3 年度改訂版ともに同じメンバーで作業を進めた．すべての項目は全体委員会で評価され，改変を進め，委員会で承認された後，基盤学会である日本形成外科学会と日本皮膚科学会での承認も受けた後に完成に至った．

令和 3 年度美容医療診療指針では，シワ・タルミに対する PRP 療法を含む 8 項目について令和元年度の美容医療診療指針に追加・修正された．令和元年度診療指針と令和 3 年度診療指針を合体し，美容医療診療指針(令和 3 年度改訂版)となった[2]．

「シワ・タルミに対しての PRP 療法」の診療指針

表 1 に第 1 版[1]，表 2 に令和 3 年度改訂第 2 版の診療指針[2]を示す．

なお，エビデンスレベルは，下記の A，B，C のレベルに当てはまる文献数が記載された．

A：臨床的エンドポイントおよび/または妥当性確認済の検査評価項目を設定した無作為化臨床試験

B：臨床的エンドポイントを設定した，適正にデザインされた非無作為化臨床試験または観察コホート研究

C：専門家の意見

表 2. 改訂第 2 版での「シワ・タルミに対しての PRP 療法」

```
┌─────────────────────────────────────────────────────────────────────────┐
│ CQ2-5-1  顔面のシワ・タルミに多血小板血漿(PRP)療法は有効か?                      │
│ 推奨度  2(治療を希望する患者には,行うことを弱く推奨(提案)する)                    │
│ 推奨文  PRP 単独療法は,シワに対して有効性ありと判断できるエビデンスのある論文が多くある │
│         ことから,推奨度として,行うことを弱く推奨するとした.ただし,注入には血管内への誤 │
│         注入を避ける注意が必要である.                                        │
│ 有効性・安全性・承認状況                                                      │
│   有効性:あり                                                             │
│   安全性:比較的安全な治療である.                                             │
│   承認状況:未承認.再生医療等安全性確保法(再生医療法)第三種の届け出を要する.        │
│   エビデンス:A;4,B;3,C;19                                                 │
│ CQ2-5-2  顔面のシワ・タルミにヒト塩基性線維芽細胞増殖因子(bFGF)添加多血小板血漿(PRP)療 │
│           法は有効か?                                                      │
│ 推奨度  2(行わないことを弱く推奨(提案)する)                                     │
│ 推奨文  bFGF(トラフェルミン)を添加した自家由来 PRP の注入療法は安易には勧められない.注入 │
│         部の硬結や膨隆などの合併症の報告も多く,bFGF の注入投与は適正使用とは言えない.  │
│ 有効性,安全性,承認状態                                                      │
│   有効性:あり                                                             │
│   安全性:安全性を保証できない.                                               │
│   承認状態:未承認(適応外使用)                                               │
│   エビデンス:A;0,B;0,C;9                                                  │
└─────────────────────────────────────────────────────────────────────────┘
```

(文献 2:美容医療診療指針(令和 3 年度改訂版).日美外報.44:55-60,2022.より引用)

＜第 2 版での改訂ポイント＞

1. 基礎知識の中への非臨床研究の採用

基礎知識は,CQ に先立つその領域の知識の基盤となる概説文である.第 1 版では,参考文献はすべて臨床論文であった.改訂第 2 版では,PRP 療法が先進の再生医療の 1 つであることから,その有効性や意義をバックアップする非臨床研究を加えることとした.採用した Krasna ら(2007)の論文[4]は,ヒトの皮膚真皮線維芽細胞の培養に 0%から 20%の PRP の添加することで,PRP の用量依存的に反応し,20%PRP 添加群では,およそ 4 倍近い MTT assay での線維芽細胞の増殖結果を報告している.

2. 合併症のまとめ

第 1 版の解説文で,PRP 療法の論文ごとに合併症の説明を加えていたが,改訂第 2 版では,合併症を解説文の後半にまとめることとなり,合併症の全体像を理解し把握しやすくなった.CQ2-5-1 の PRP 療法では,発赤,浮腫,疼痛,圧痛,皮下出血,皮膚の乾燥感,皮下硬結などの一過性の合併症が挙げられ,頻度の高い合併症として,圧痛 25.4%,顔の圧迫感 20.0%,腫脹 20.0%が記載された[5].CQ2-5-2 での bFGF 添加 PRP 療法では,注入後の硬結や過剰な皮膚隆起の報告があり,日本美容外科学会(JSAPS)のアンケート調査での合併症の 4 割であったことが引用されている[6].他方,調製によっては合併症を回避できるとの報告もあり,また,硬結や皮膚隆起に対してステロイド局注などが行われているが安全かつ確実とは言い切れないと記された.

3. 重大な合併症の追加

改訂第 2 版の編集に際して,PRP 療法で失明をきたしたという症例報告[7]が追加された.

症例は,49 歳の女性.前額のシワ治療のため自己多血小板血漿注射の後,右眼に急性視力障害を発症し,右前額に皮膚壊死,右の眼球運動制限を呈し,眼底検査で眼動脈閉塞所見が有意で,結果的に失明に至った.なお,本論文は眼科アイセンターからの報告で,無資格者による施術とされ,使用された PRP の詳細は不明である.前額部に皮膚潰瘍の部位の病理組織所見は,深部組織内で以前の異物の注入を反映する巨細胞が示された.MRI 画像で,右前頭葉から側頭葉の梗塞巣や右眼の内直筋の虚血が認められた.眼底所見では,自己多血小板血漿療法後の広範な虚血の所見が報告された.

4. 解説文への策定担当委員による決定過程の追加

従来の診療指針では,CQ を決める過程を明ら

かにされていないことが多い．今回の委員会方針として，第2版での改訂では，推奨度や推奨文の決定に策定担当委員間での検討，決定への内容を解説文に組み込む指導の下で改訂が行われた．特に議論のあるポイントでは，推奨度，推奨文の提示に加え，読者にとってエキスパートの策定担当委員間の決定過程におけるニュアンスが伝わる生きた診療指針になっている．

第2版のCQ2-5-1で，PRP療法での重症の合併症例が加わったことから，推奨文で，注入には血管内への誤注入を避ける必要があるとし，解説文では，眉間部などの中等度以上の太さの血管近傍でのPRPの注入には，血管内への誤注入を避けるための注意点が付加された．

また，CQ2-5-1での顔面のシワ・タルミにbFGF添加PRP療法が，推奨度は2(<u>行わないことを弱く推奨する</u>)で，推奨文では，bFGF(トラフェルミン)を添加した自家由来PRPの注入療法は安易には勧められないとし，合併症の報告も多いことからbFGFの注入投与は適正使用とは言えないと記載された．解説文では，適正なプロトコール下での施術であれば安全かつ効果的という見解も出たが，bFGFが適応外使用であること，エビデンスレベルの高い論文がないこと，そして施術後の合併症を危惧するなど，実施を推奨するには依然として時期尚早との見解が多数を占めたとの記載がなされた．

美容医療診療指針の意義と利用について

医療の診療指針とは，その時点までの信頼性ある文献ベースで系統的な手法でまとめられた医療の進め方の推奨文を提供し，患者と医療者を支援することを目的に作成されたものである．一般に公開され，患者と医療者双方に診療の進める上での判断材料の1つとして利用される．その時点における項目での標準的な診療の指針が挙げられ，経験の豊富な医療者だけでなく，若手医療者にも対象分野における情報の源ともなり，治療法決定の基盤にもなる点で有用でもある．美容医療には

前述の特有の背景のある中，美容医療の安全，安心を目指して，今後もエビデンスレベルの高い論文の集積の上で改訂がなされ，一層充実した診療指針を多くの医療人に参考にされることを期待したい．

謝　辞

美容医療診療指針作成の大慈弥 裕之委員長はじめ，コアメンバーの先生方，ならびに診療指針"シワ・タルミに対するPRP療法"の項の初版，改訂第2版の作成，策定をともに進めていただいた委員の飯尾礼美，鎌倉達郎，林 寛子，水野博司，矢永博子(五十音順)の各先生方に深謝いたします．

参考論文

1) 美容医療診療指針(令和元年度厚生労働科学特別研究事業)．日美外報．**42**：34-39, 2020.
2) 美容医療診療指針(令和3年度改訂版)．日美外報．**44**：55-60, 2022.
3) 楠本健司ほか：多血小板血漿(PRP)療法の原理とその効果—効果の差を生じる可能性がある10のポイント—．日美外報．**33**(2)：71-77, 2011.
4) Krasna, M., et al.：Platelet gel stimulates proliferation of human dermal fibroblasts in vitro. Acta Dermatoven APA. **16**(3)：105-110, 2007.
   Summary　PRPによるヒト線維芽細胞の増殖効果を細胞培養やMTT Assayで有効性を示した非臨床論文．
5) Lee, Z. H., et al.：Platelet rich plasma for photodamaged skin：a pilot study. J Cosmet Dermatol. **18**(1)：77-83, 2019.
   Summary　PRP療法による頻度の高い合併症を示した論文．
6) 水野博司ほか：特定細胞加工物および細胞増殖因子を用いた注入療法の現状調査．日美外報．**42**(1)：19-26, 2020.
7) Kalyam, K., et al.：Irreversible blindness following periocular autologous platelet-rich plasma skin rejuvenation treatment. Ophthal Plast Reconstr Surg. **33**(3S Suppl 1)：S12-S16, 2017.
   Summary　PRP療法によって生じた失明例の初の報告論文．

PEPARS　No.204：75-84，2023

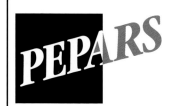

◆特集／多血小板血漿（PRP）の上手な使い方

整形外科疾患と PRP
—PRP についての意識調査—

新井規仁*1　金森章浩*2

Key Words：多血小板血漿（platelet-rich plasma），整形外科（Orthopaedics），再生医療（regenerative medicine），自由診療（private practice），意識調査（questionnaire survey）

Abstract　　整形外科領域において多血小板血漿（platelet-rich plasma；PRP）治療は，腱・靱帯・筋肉損傷などのスポーツ医学分野をはじめ変形性関節症に至るまで，簡便性と安全性を併せ持った治療法として拡がりを見せている．しかしその一方で，PRP 中の最適な血小板濃度や PRP 投与方法・時期については一定の見解が得られていない現状がある．再生医療法の改正に伴い，PRP 治療の臨床研究，自由診療には厚生労働省への申請が必要であり，限られた施設での治療となった．その中でも特に拡がりを見せているのは自由診療としての変形性膝関節症に対する PRP 治療である．患者希望による自由診療という側面が，エビデンスの構築を更に難しくさせている．
　　今回，当科および関連病院に所属する整形外科医を対象とした PRP 治療に対する意識調査を行ったので御紹介する．

はじめに

1．PRP とは

　腱・靱帯・筋肉などの運動器組織の再生には，3 つの要素である細胞・成長因子・担体が重要である．その成長因子を多く含む自己由来産物として，多血小板血漿（platelet-rich plasma；PRP）が挙げられる．PRP は全血を遠心分離して得られる「血小板を多量に含有する血漿分画」と定義[1]され，血小板にある α 顆粒内の様々な成長因子と血漿内の成長因子や接着因子・糖蛋白が生体内のバランスを保った状態で複合的に作用することにより，腱・靱帯・軟骨などの運動器組織の再生を促進すると考えられている．

2．PRP の分類

　一概に PRP と言ってもその成分は調整方法によって大きく異なり，その分類も様々である．Dohan Ehrenfest ら[2]は，白血球を含むか否か，フィブリンとして使用するか否かで4つの PRP に分類し，DeLong ら[3]は調整された PRP の成分と活性化方法によって分ける PAW 分類を提唱した．臨床的には buffy-coat と呼ばれる白血球層を含むか否かで，その対象疾患を使い分けていることが多い．

　Buffy-coat based PRP は白血球層を含み，全血内の血小板をなるべく多く回収するため血小板濃度は全血の 3〜8 倍になる．Leukocyte-rich PRP（LR-PRP）とも呼ばれる．Plasma-based PRP は白血球層を含まず，血小板のみを分離するため血小板濃度は全血の 2〜3 倍になる．Leukocyte-poor PRP（LP-PRP）とも呼ばれる（図 1）．

　様々な分類がある一方で，近年の PRP の文献には必要な生化学的特徴が欠けており systematic review での解析が困難である．調製過程をはじめ

*1　Norihito ARAI，〒300-2622　つくば市要 1187-299　筑波記念病院整形外科，診療医長
*2　Akihiro KANAMORI，〒305-8575　つくば市天王台 1-1-1　筑波大学整形外科，講師

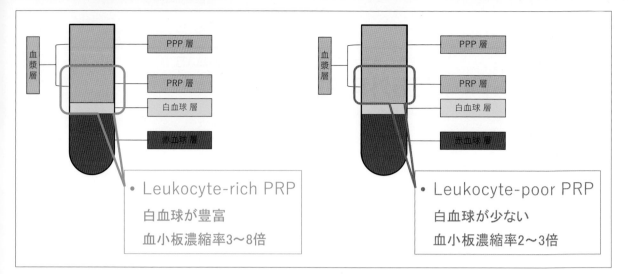

図1. Leukocyte-rich PRP と Leukocyte-poor PRP
（新井規仁ほか：【運動器の新しい治療法とリハビリテーション診療】PRP療法を併用した運動器リハビリテーション．MB Med Reha. 280：14-21, 2022. より転載）

PRPの特徴，適用方法まで記載することが重要であると，Konら[4]は新しいcoding systemを提唱した．

様々なPRP調製キットが普及し，次世代PRPとも呼ばれるAutologous Protein Solution（APS）[5]や，PRPを凍結乾燥保存したFreeze-Dried Platelet-Rich Plasma（FD-PRP）[6]によって，PRPと一言にしてもそれぞれをまとめて述べることは困難である．本稿では，自家末梢血を遠心分離して得られたPRPについて述べさせていただく．

整形外科領域における PRP 治療

1．PRP 治療の変遷

歯科口腔外科や皮膚科・形成外科領域で従来より臨床応用されてきたPRPは，欧米を中心に整形外科領域にも臨床応用された．スポーツ医学におけるアスリートへのPRP治療が行われたのが始まりとされているが，2007年 IOC consensus statementでは「スポーツにおける軟部組織損傷ではパフォーマンスの低下と長期にわたる痛みがスポーツ復帰の妨げになっている．基礎研究では成長因子および細胞治療の効果があると報告され，臨床的に生物学的療法の拡大が予測される」と報告された[7]．その後，科学的根拠が不十分なままスポーツ外傷・障害に対するPRP治療が欧米を中心に拡大した．

2009年のNew York Timesに「NFL選手がシーズン直前に肉離れを受傷したが，PRP治療によって早期復帰できた」と報告された．以後，アメリカでのPRP治療は急速に普及し，86,000人以上のアスリートに応用されている．日本では2014年に当時ヤンキースに所属していた田中投手がPRP治療を受けたことで認識されるようになった．

2010年 IOC consensus paperでは，「PRP治療は臨床的な有効性・安全性を支持するエビデンスが乏しいため，臨床医が使用してよいのか？という疑問がある．この答えとしては，有害事象が少ない自然治癒療法の1つと認識されているにすぎない」と報告された[8]．つまり，アスリートのスポーツ外傷・障害に対するPRP治療の乱用に注意が喚起された．2010年以後，PRP治療のエビデンスを構築すべくsystematic reviewが徐々に増加，報告されてきている．変形性膝関節症，足底筋膜炎，外側上顆炎，腱膜損傷，筋損傷など，その対象疾患は変性疾患から急性スポーツ外傷など，多岐にわたる．しかし，PRP中の最適な血小板濃度やPRP投与方法・時期については一定の見解が得られていないのが現状である[9]．

2．日本における PRP 治療の状況

日本では2017年の再生医療法の改正に伴い，厚生労働省に再生医療等提供機関の申請を行った上

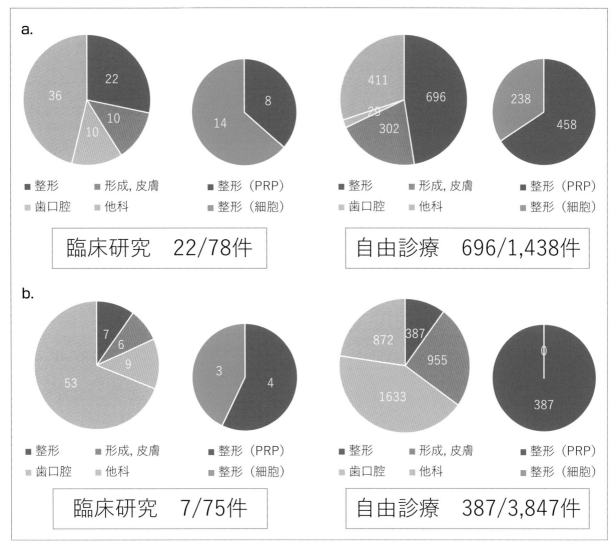

図 2. 整形外科における PRP 治療の件数
a：厚生労働省　第二種　再生医療等提供医療計画の内訳(2023 年 7 月時点)
b：厚生労働省　第三種　再生医療等提供医療計画の内訳(2023 年 7 月時点)

で PRP 治療が行われている．整形外科では PRP 投与部位が関節内および脊髄であれば，第二種として扱われる．2023 年 7 月時点において第二種に申請された計画は，臨床研究 78 件であり整形外科 22 件と 28％を占めていた．この内訳は，PRP 治療が 8 件，細胞治療が 14 件であった．自由診療では全 1,438 件のうち整形外科 696 件と約半数であった．この内訳は，PRP 治療が 458 件，細胞治療が 238 件であった．自由診療としての変形性膝関節症に対する PRP 治療が自由診療申請全体の 1/3 を占めているのが現状である(図 2-a)．

第三種については，整形外科では投与部位は関節外であり，スポーツ外傷・障害における軟部組織損傷に対する投与もこの中に含まれる．2023 年 7 月時点において第三種に申請された計画は，臨床研究 75 件であり整形外科 7 件と 1 割ほどであった．この内訳は，PRP 治療が 4 件，細胞治療が 3 件であった．自由診療では全 3,847 件のうち整形外科 387 件と 1 割ほどであり，全て PRP 治療であった．形成外科，歯科口腔や皮膚科などの件数が整形外科より多く，主に自由診療としての治療が行われているようである(図 2-b)．

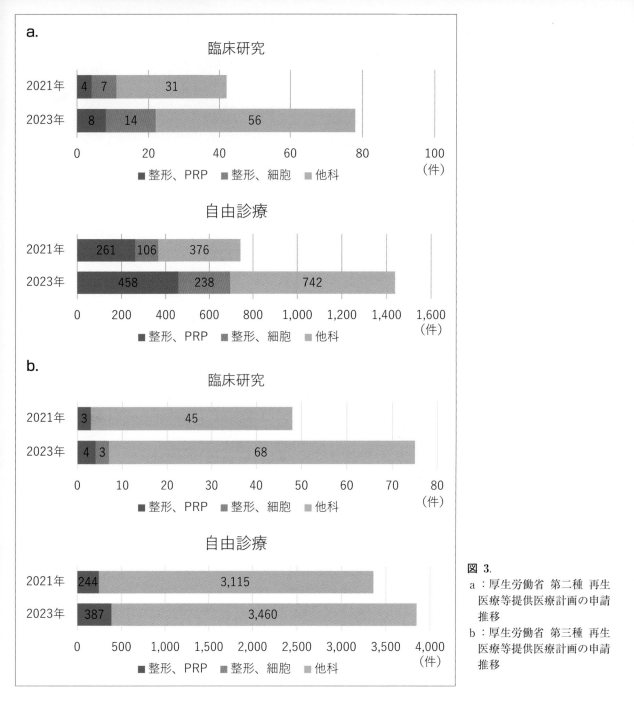

図 3.
a：厚生労働省 第二種 再生医療等提供医療計画の申請推移
b：厚生労働省 第三種 再生医療等提供医療計画の申請推移

　2021年1月時点で申請された計画件数と比較すると，第二種は臨床研究・自由診療において全体・整形外科とも約2倍の件数に増加していた．特に変形性関節症を対象とした計画が多く，PRP治療の関心の高さを反映している（図3-a）．一方で第三種は全体で臨床研究こそ約1.5倍の増加だが，自由診療は1割程度の増加に留まった．整形外科の申請としては，臨床研究でPRP治療がほぼ同数，自由診療では1.5倍の増加を示しており，スポーツ外傷・障害に対するPRP治療も拡がりを見せているが，主に自由診療での治療のため普及した治療というよりは特定の施設で限定的に行われている状況は変わらない（図3-b）．

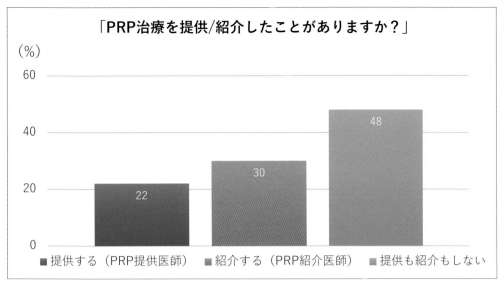

図 4. PRP 意識調査 PRP 治療の提供/紹介

3. 当科における PRP 意識調査

　社会的に普及してきた PRP 治療だがその多く
は自由診療であり，その治療に当たる医師はどの
ような状況で行っているのか．当科および関連病
院に所属する整形外科医に対して PRP 治療に対
する意識調査を行った.

　筑波大学整形外科関連病院の医師 220 名を対象
に E-mail で質問フォームへのリンクを E-mail で
送付（Google form）した．オンラインで回答のの
ち，E-mail 送付後 2 週間で集計した．回答が得ら
れたのは 92 名（42%）であった.

　回答者の内訳だが，PRP 治療を提供したことが
ある（PRP 提供医師）のは 20 名（22%），提供した
ことはないが提案・紹介する（PRP 紹介医師）のは
28 名（30%），提供も紹介もしないのは 44 名
（48%）であり，PRP 治療に関係したことがあるの
は 48 名（52%）であった（図 4）.

　様々なスポーツに携わっている医師が回答し
た．PRP 治療を提供も紹介もしない医師ではス
ポーツとの関わりは薄い傾向にあった（図 5-a）.
関係するスポーツ競技のレベルは様々であった
が，プロ含めトップレベルのアスリートを診てい
る医師が多く回答した（図 5-b）.

　PRP の品質で重要と考える項目では，PRP 提供
医師は「白血球濃度」30%，「血小板濃度」20% と回
答し，PRP 紹介医師は「成長因子濃度」32%，「わ
からない」30% と回答した（図 6）．アメリカの
team physician（NFL などのトップリーグ）149 人
を対象とした意識調査アンケートでは，PRP 調製
に重要な項目は「血小板濃度」48%，「白血球濃度」
39% と報告された[10]．PRP 治療に携わる医師の間
では，PRP の品質には血小板濃度と白血球濃度が
重要であると，認識されている.

　PRP 治療を行うか否かの判断について患者希
望がどのくらい重要か質問したところ，10 点が最
も重要として，PRP 提供医師は 8±1.9 点，PRP
紹介医師は 7.5±2.2 点といずれも高値を示し，患
者希望が PRP 治療に大きく影響していた（図 7）.
アメリカの team physician に対するアンケート
でも，アスリートの希望が 7.5±2.2 点と高値を示
し同様の結果だった[10]．スポーツ医学における
PRP 治療の拡がりだけでなく，近年では変形性膝
関節症に対する PRP 療法がメディアで紹介され
たことによって，治療希望を抱いた患者が医療機
関を受診していることが反映されていると思われ
る.

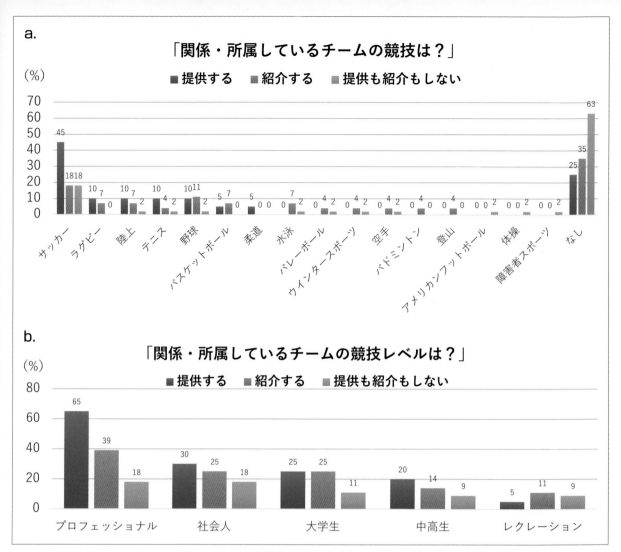

図 5. PRP 意識調査 関係・所属するスポーツ競技
a：内訳
b：競技レベル

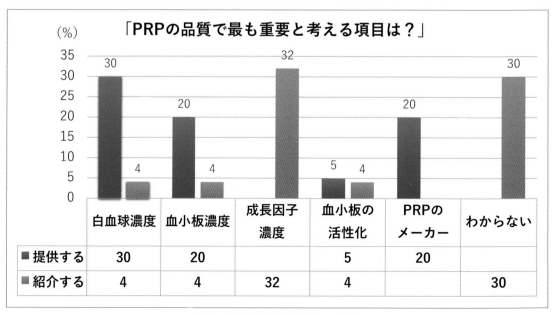

図 6. PRP 意識調査 PRP の品質

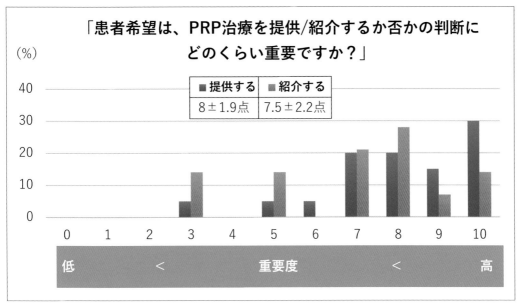

図 7. PRP 意識調査 患者の希望

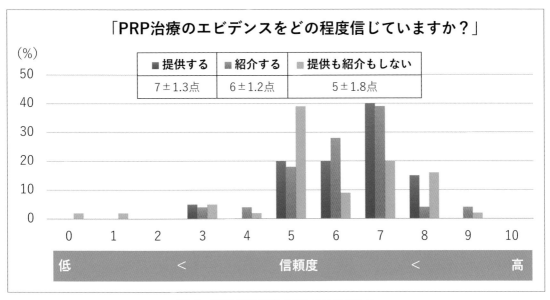

図 8. PRP 意識調査 PRP のエビデンス

PRP 治療のエビデンスをどの程度信頼しているか質問したところ，PRP 提供医師は 7±1.3 点，PRP 紹介医師は 6±1.2 点，PRP を提供も紹介もしない医師は 5±1.8 点であり，PRP 提供医師の方がエビデンスを認めている傾向にあった（図 8）．アメリカの team physician に対するアンケートでは，5.4±2.3 点と中等度の反応であった[10]．PRP 治療のエビデンスより患者希望が重要であるという傾向は，主に自由診療として治療が行われている現状が影響していると思われる．このことが更に PRP 治療のエビデンスの構築を難しくさせているかもしれない．

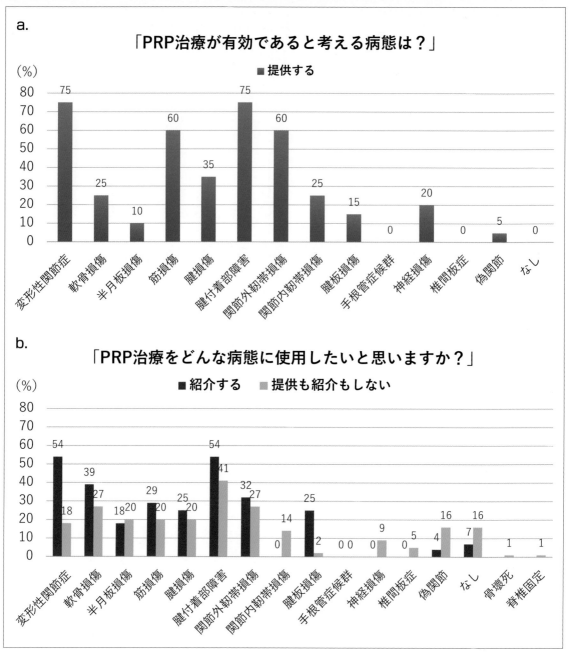

図 9. PRP 意識調査 PRP 治療の適応
a：PRP 提供医師
b：PRP 非提供医師

PRP 治療の適応について，PRP 提供医師の 6 割以上が変形性関節症と筋損傷，腱付着部障害と関節外靱帯損傷に対して有効であると回答した（図9-a）．PRP 非提供医師の 5 割は変形性関節症，腱付着部障害に PRP 治療を使用したいと回答した（図9-b）．オーストラリアの sports physician 153

人に対する意識調査アンケートでは，PRP 治療の効果が最もあると考える病態は外上顆炎 27％，ハムストリング腱障害 15％，膝蓋腱障害 15％，変形性膝関節症 27％であり[11]，同等の評価であった．筋損傷は，PRP 非提供医師の 3 割以下が PRP 治療を行いたいと回答しており，PRP 提供医師の 6

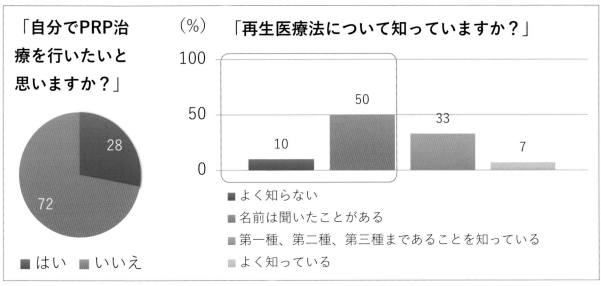

図 10. PRP 意識調査 PRP 非提供医師

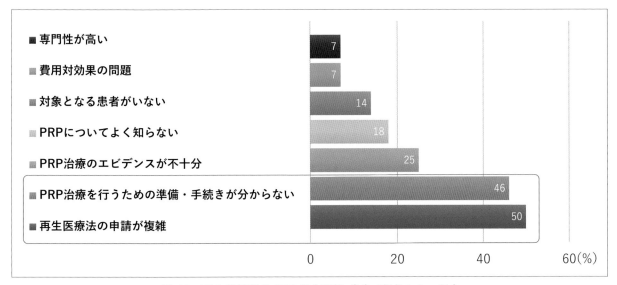

図 11. PRP 意識調査 PRP 紹介医師 自身で提供しない理由

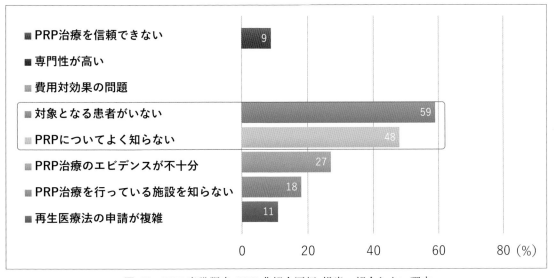

図 12. PRP 意識調査 PRP 非紹介医師 提案, 紹介しない理由

割と比べると差が大きいことは興味深い結果であった.

PRP 非提供医師への調査では, PRP 治療を行いたいと思うのは 28% に留まり, 再生医療法についてよく知らない, 名前を聞いたことがある程度なのは 6 割を占めていた(図 10). PRP 紹介医師に自分で PRP 治療を提供しない要因を質問したところ, PRP 治療を開始する手続きや再生医療法の申請が制限となっているのは半数近くであった(図 11). PRP 治療を提供も紹介もしない医師にその要因を質問したところ, 手続き上の問題ではなく対象患者がいない, 知識がないという理由が半数近くを占めていた(図 12).

米豪での sports physician に対する意識調査では PRP 治療は頻繁に使用されているものの, PRP の品質や治療の時期に対する見解は一致しておらず, 患者希望が強く影響していた[10][11]. 当科整形外科医に対する意識調査でも, PRP 治療を提供・紹介するか否かの判断に患者希望が強く影響していた. スポーツ医学に携わる医師の間で PRP 治療が拡がっているのは, 患者希望による普及が少なからず関係している. PRP という名前は普及しているが, 治療前の準備・手続きによる制約によって実際に提供している医師は限られている状況であった.

今後の課題

自由診療を中心に普及している整形外科領域の PRP 治療は, 患者希望による治療という側面がエビデンスの構築を難しくさせている. 主に筋骨格系である筋, 腱, 靭帯・関節, 神経・脊髄など損傷部位は多岐にわたり, それぞれの病態に対して適切な品質と投与スケジュールの PRP 治療が求められる.

参考文献

1) Marx, R. E. : Platelet-rich plasma(PRP) ; what is PRP and what is not PRP? Implant Dent. **10** : 225-228, 2001.

2) Dohan Ehrenfest, D. M., et al. : Classification of platelet concentrates : from pure platelet-rich plasma(P-PRP)to leucocyte-and platelet-rich fibrin(L-PRF). Trends Biotechnol. **27** : 158-167, 2009.

3) DeLong, J. M., et al. : Platelet-rich plasma : the PAW classification system. Arthroscopy. **28**(7) : 998-1009, 2012.

4) Kon, E., et al. : Platelet-rich plasma for the treatment of knee osteoarthritis : an expert opinion and proposal for a novel classification and coding system. Expert Opin Biol Ther. **20**(12) : 1447-1460, 2020.

5) O'Shaughnessey, K. M., et al. : Blood-derived anti-inflammatory protein solution blocks the effect of IL-1b on human macrophages in vitro. Inflamm Res. **60** : 929-936, 2011.

6) Araki, J., et al. : Freeze-dried platelet-rich plasma accelerates bone union with adequate rigidity in posterolateral lumbar fusion surgery model in rats. Sci Rep. **6** : 36715, 2016.

7) Ljunngqvist, A., et al. : IOC Consensus statement on molecular basis of connective tissue and muscle Injuries in Sport. 2007.

8) Lars, E., et al. : IOC Consensus Statement on the use of platelet-rich plasma(PRP)in sports medicine. Br J Sports Med. **44**(15) : 1072-1081, 2010.

9) Everts, P. A., et al. : Modifying Orthobiological PRP Therapies Are Imperative for the Advancement of Treatment Outcomes in Musculoskeletal Pathologies. Biomedicines. **10** : 2933, 2022.

10) Kantrowitz, D. E., et al. : Defining platelet-rich plasma usage by team physicians in elite athletes. Orthop J Sports Med. **4** : 2325967118767077, 2018.

11) Samra, D. J., et al. : Patterns of platelet-rich plasma use among Australasian sports physicians. BMJ Open Sport Exerc Med. **1** : e000054, 2015.

第 35 回日本眼瞼義眼床手術学会

会　期：2024 年 2 月 3 日（土）
会　長：森本　尚樹（京都大学大学院医学研究科形成外科学，教授）
会　場：京都リサーチパークサイエンスホール
　　　　〒 600-8813　京都市下京区中堂寺南町 134
　　　　JR　嵯峨野線（山陰線）　丹波口駅下車
テーマ：皮膚と角膜の再生医療
プログラム：
　特別講演　「幹細胞による角膜の再生医療」
　　座長：森本　尚樹（京都大学大学院医学研究科形成外科学 教授）
　　講師：西田　幸二（大阪大学大学院医学系研究科 脳神経感覚器外科学（眼科学） 教授）
　スポンサードシンポジウム　「皮膚と角膜の再生医療」
　　座長：外園　千恵（京都府立医科大学大学院医学研究科視覚機能再生外科学 教授）
　　　　　坂本　道治（京都大学大学院医学研究科形成外科学）
　　基調講演講師：外園　千恵（京都府立医科大学大学院医学研究科視覚機能再生外科学 教授）
　　シンポジスト：坂本　道治（京都大学大学院医学研究科形成外科学）
　　　　　　　　　小泉　範子（同志社大学眼科）
　　　　　　　　　冨田　大輔（東京歯科大学市川総合病院眼科）
　　共催：株式会社ジャパン・ティッシュエンジニアリング／帝人株式会社
　ランチョンセミナー　「眼窩ブローアウト骨折における Best Practice を伝授する」(仮)
　　座長：嘉鳥　信忠（聖隷浜松病院眼形成眼窩外科 顧問）
　　演者：今川　幸宏（大阪回生病院眼形成手術センター 部長）
　　　　　渡辺　彰英（京都府立医科大学眼科学教室 学内講師）
　　共催：帝人メディカルテクノロジー株式会社
　イブニングセミナー
　　座長：勝部　元紀（京都大学大学院医学研究科形成外科学）
　　演者：白壁　征夫（サフォクリニック六本木）
　　共催：TMSC 株式会社

　その他　一般演題（口演），企業展示・書籍展示

演題募集期間：2023 年 10 月 3 日（火）〜11 月 10 日（金）（予定）
事前参加登録期間：2023 年 10 月 3 日（火）〜2024 年 1 月 4 日（木）（予定）
学会 HP：https://convention.jtbcom.co.jp/gigan35/
事務局：京都大学大学院医学研究科形成外科学
　　　　〒 606-8507　京都市左京区聖護院川原町 54
運営事務局：
　　第 35 回日本眼瞼義眼床手術学会　運営事務局
　　株式会社 JTB コミュニケーションデザイン 事業共創部　コンベンション第二事業局
　　〒 541-0056　大阪市中央区久太郎町 2-1-25
　　　　　　　　JTB ビル 8 階
　　TEL：06-4964-8869　FAX：06-4964-8804
　　E-mail：gigan35@jtbcom.co.jp

◀さらに詳しい情報は
　HP を CHECK ！

第 24 回日本褥瘡学会
中国四国地方会学術集会

会　期：2024 年 3 月 17 日（日）
会　場：高知市文化プラザかるぽーと
　　　　〒 781-9529　高知市九反田 2-1
会　長：赤松　順（社会医療法人近森会 近森病院 形成外科）
テーマ：レジリエント・コミュニケーション in 高知
　　　　―職種を超えて再発見！―
Ｕ Ｒ Ｌ：https://www.kwcs.jp/jspucs24/
参加費：事前参加費
　　　　会員 3,000 円・非会員 4,000 円・学生 1,000 円
　　　　当日参加費
　　　　会員 4,000 円・非会員 5,000 円・学生 1,000 円
プログラム：特別フォーラム・教育講演・ランチョンセミナー・アフタヌーンセミナー・ハンズオンセミナー・一般演題
演題登録期間・申し込み方法：
　　23 年 10 月 3 日（火）正午〜12 月 20 日（水）正午
　　大会ホームページより WEB 演題登録フォームからお申し込みください．
事前参加登録期間・申し込み方法：
　　23 年 10 月 3 日（火）正午〜24 年 3 月 8 日（金）正午
　　大会ホームページより WEB 参加登録フォームからお申し込みください．
事務局：
　　社会医療法人近森会 近森病院 形成外科
　　〒 780-8522　高知県高知市大川筋一丁目 1-16
運営事務局：
　　株式会社キョードープラス
　　〒 701-0205　岡山県岡山市南区妹尾 2346-1
　　TEL：086-250-7681　FAX：086-250-7682
　　E-mail：jspucs24@kwcs.jp

◀さらに詳しい情報は
　HP を CHECK ！

FAX 専用注文書 形成・皮膚 2312

年　月　日

◯印	PEPARS	定価(消費税込み)	冊数
	2024年1月～12月定期購読(送料弊社負担)	42,020 円	
	PEPARS No.200 足を診る—糖尿病足病変，重症下肢虚血からフットケアまで— 臨時増大号	5,500 円	
	PEPARS No.195 顔面の美容外科 Basic & Advance 増大号	6,600 円	
	PEPARS No.183 乳房再建マニュアル—根治性，整容性，安全性に必要な治療戦略— 増大号	5,720 円	
	バックナンバー(号数と冊数をご記入ください) No.		

◯印	Monthly Book Derma.	定価(消費税込み)	冊数
	2024年1月～12月定期購読(送料弊社負担)	43,560 円	
	MB Derma. No.340 切らずに勝負！皮膚科医のための美容皮膚診療 増大号	5,610 円	
	MB Derma. No.336 知っておくべき皮膚科キードラッグのピットフォール 増刊号	6,490 円	
	バックナンバー(号数と冊数をご記入ください) No.		

◯印	瘢痕・ケロイド治療ジャーナル
	バックナンバー(号数と冊数をご記入ください) No.

◯印	書籍	定価(消費税込み)	冊数
	カスタマイズ治療で読み解く美容皮膚診療	10,450 円	
	日本美容外科学会会報　Vol.44　特別号 「美容医療診療指針 令和3年度改訂版」	4,400 円	
	ここからマスター！手外科研修レクチャーブック	9,900 円	
	足の総合病院・下北沢病院がおくる！ ポケット判 主訴から引く足のプライマリケアマニュアル	6,380 円	
	カラーアトラス 爪の診療実践ガイド 改訂第2版	7,920 円	
	イチからはじめる美容医療機器の理論と実践 改訂第2版	7,150 円	
	臨床実習で役立つ形成外科診療・救急外来処置ビギナーズマニュアル	7,150 円	
	足爪治療マスターBOOK	6,600 円	
	図解 こどものあざとできもの—診断力を身につける—	6,160 円	
	美容外科手術—合併症と対策—	22,000 円	
	運動器臨床解剖学—チーム秋田の「メゾ解剖学」基本講座—	5,940 円	
	グラフィック リンパ浮腫診断—医療・看護の現場で役立つケーススタディ—	7,480 円	
	足育学　外来でみるフットケア・フットヘルスウェア	7,700 円	
	ケロイド・肥厚性瘢痕 診断・治療指針 2018	4,180 円	
	実践アトラス 美容外科注入治療　改訂第2版	9,900 円	
	ここからスタート！眼形成手術の基本手技	8,250 円	
	Non-Surgical 美容医療超実践講座	15,400 円	

お名前　フリガナ
　　　　　　　　　　　　　　　　　　　㊞

診療科

ご送付先　〒　　－

□自宅　　□お勤め先

電話番号
□自宅
□お勤め先

バックナンバー・書籍合計
5,000円以上のご注文
は代金引換発送になります

—お問い合わせ先—
㈱全日本病院出版会営業部
電話 03(5689)5989

FAX 03(5689)8030

PEPARS

各号定価 3,300 円(本体 3,000 円＋税)．ただし，増大号のため，No. 159, 171, 183 は定価 5,720 円（本体 5,200 円＋税），No. 195 は定価 6,600 円(本体 6,000 円＋税)．No. 200 は定価 5,500 円(本体 5,000 円＋税)．在庫僅少品もございます．品切の場合はご容赦ください．

(2023 年 11 月現在)

掲載されていないバックナンバーにつきましては，弊社ホームページ（www.zenniti.com）をご覧下さい．

2024 年　年間購読　受付中！
年間購読料　42,020 円(消費税込)(送料弊社負担)
(通常号 11 冊＋増大号 1 冊：合計 12 冊)

click

| 全日本病院出版会 | 検　索 |

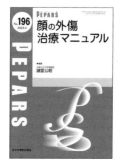

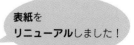

表紙を
リニューアルしました！

次号予告

植皮のすべて，教えます

No.205（2024 年 1 月号）

編集／東京女子医科大学教授　櫻井　裕之

掲載広告一覧

アヘッドラボラトリーズ	表4
京セラ	前付2
ロート製薬	前付8
ジェイ・エム・エス	18
中山書店	52

編集顧問：栗原邦弘　百束比古　光嶋　勲
編集主幹：上田晃一　大阪医科薬科大学教授
　　　　　大慈弥裕之　NPO法人自由が丘アカデミー代表理事
　　　　　小川　令　日本医科大学教授

No.204　編集企画：
　覚道奈津子　関西医科大学 教授

PEPARS　No.204
2023 年 12 月 15 日発行（毎月 1 回 15 日発行）
定価は表紙に表示してあります．
Printed in Japan

発行者　末定広光
発行所　株式会社　全日本病院出版会
〒113-0033 東京都文京区本郷 3 丁目 16 番 4 号
電話（03）5689-5989　Fax（03）5689-8030
郵便振替口座 00160-9-58753

印刷・製本　三報社印刷株式会社　電話（03）3637-0005
広告取扱店　株式会社文京メディカル　電話（03）3817-8036